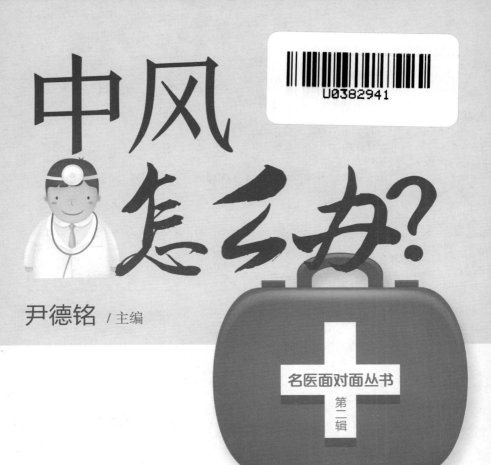

中风怎么办?

尹德铭 / 主编

名医面对面丛书
第二辑

SPM 南方出版传媒

广东科技出版社 | 全国优秀出版社

·广州·

图书在版编目（CIP）数据

中风怎么办？ / 尹德铭主编 .—广州：广东科技出版社，
2020.12

（名医面对面丛书 . 第二辑）

ISBN 978-7-5359-7599-7

Ⅰ.①中… Ⅱ.①尹… Ⅲ.①中风—防治—问题解答
Ⅳ.① R743.3-44

中国版本图书馆 CIP 数据核字（2020）第 224283 号

中风怎么办？
Zhongfeng Zenmeban？

出　版　人：朱文清

责任编辑：马霄行

封面设计：柳国雄

责任校对：杨崚松

责任印制：彭海波

出版发行：广东科技出版社

　　　　　（广州市环市东路水荫路 11 号　邮政编码：510075）

销售热线：020-37592148/37607413

http://www.gdstp.com.cn

E-mail：gdkjcbszhb@nfcb.com.cn

经　　销：广东新华发行集团股份有限公司

排　　版：水石文化

印　　刷：广州市东盛彩印有限公司

　　　　　(广州市增城区新塘镇太平洋工业区十路二号

　　　　　邮政编码：510700)

规　　格：889×1 194mm　1/32　印张 6.5　字数 155 千

版　　次：2020 年 12 月第 1 版

　　　　　2020 年 12 月第 1 次印刷

定　　价：26.00 元

如发现因印装质量问题影响阅读，请与广东科技出版社印制室联系调换（电话：020-37607272）。

编 委 会

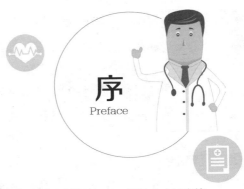

序
Preface

　　全面建设小康社会，实现全民健康，一直是人民对美好生活的向往。

　　广东广播电视台南方生活广播品牌节目《名医面对面》，一直深耕名医科普多年，成为听众信赖、专家认可的节目。2018年4月与专家携手推出《名医面对面丛书》第一辑，包括中山大学附属第三医院曾龙驿教授主编的《糖尿病怎么办？》、广东省中医院魏华教授主编的《甲状腺疾病怎么办？》、广州中医药大学第一附属医院李荣教授主编的《高血压怎么办？》、广州中医药大学佘世锋教授编著的《胃病怎么办？》、暨南大学附属顺德医院尹德铭主任中医师编著的《颈肩腰腿痛怎么办？》。第一辑面市后，深受读者与听众好评，多次印刷，其中《颈肩腰腿痛怎么办？》更是入选农家书屋书目，造福了更多民众。

　　此次，我们再度携手广东科技出版社，重磅推出《名医面对面丛书》第二辑。第二辑的作者也都是临床一线的知名专家，包括：

《肝病怎么办？》作者：中山大学孙逸仙纪念医院肝胆外科博士生导师刘建平教授；

《痛风怎么办？》作者：广东省中医院内分泌科主任魏华教授；

《冠心病怎么办？》《高血脂怎么办？》作者：广州中医药大学第一附属医院心血管科主任李荣教授；

《抑郁怎么办？》作者：南方医科大学南方医院心理科主任张斌教授；

《中风怎么办？》作者：暨南大学附属顺德医院康复医学科主任尹德铭主任中医师。

以上五位专家，都是深受患者喜爱的好大夫，他们在平时繁忙的医、教、研工作中，抽出宝贵的时间，用大众容易读懂的通俗笔触，把深奥的医学知识解释得清楚明白，把自我健康管理的能力交到患者手中。希望每位患者都学会调节好情绪，从容面对压力，管理好生活节奏，做自己的"保健医生"，把健康牢牢掌握在自己手中。本套丛书的出版，受惠的是广大的患者、听众与读者，在碎片化阅读的当下，让我们一起回归书籍阅读。健康让生活更美好！

全国健康节目金牌主持人

南方生活广播节目部副主任监制、主持人、记者

林伟园

2020 年 3 月

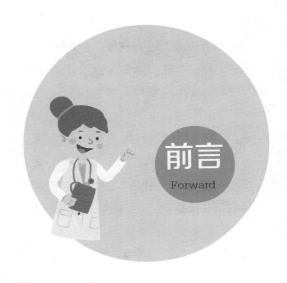

　　中风又称脑卒中、脑血管意外，是临床常见的病症。其具有发病率高、死亡率高、致残率高、复发率高、并发症多等特点，已成为当前我国居民健康问题的重大威胁。2016 年的全球疾病负担（global burden of disease study，GBD）数据显示：脑卒中是影响我国减寿年数（years of life lose，YLL）的第一位病因。《2018 中国卫生健康统计提要》的数据显示：2017 年脑血管病造成的死亡占我国居民疾病死亡比例，在农村人群中为 23.18%，在城市人群中为 20.52%，这意味着每 5 位死亡者中就至少有 1 位死于脑血管病。可见，中风的预防、治疗、康复任重道远！

　　随着现代科技的迅速发展，影像技术、介入技术日新月异，临床上对中风的诊治更加精准，中风早期溶栓、取栓技术，后期人工智能康复等方面都取得了很大进展，为挽救生命、提高患者的生存质量做出了巨大的贡献。然而，摆在患者面前的问题也越来越多，在临床工作中，我们发现大多数患者对如何预防中风、引起中风的根本原因是什么、中风后应如何配合医生选择治疗方案、在整个治疗过程中应如何进行康复训练等问题认识不清，特别是在中医与西医的理论上，存在着许多争执与偏见，在中风的预防、治疗、康复上存在很多误区。笔者收集了临床中患者常常提出的问题加以回答，尝试用生动、通俗、易懂的语言，以现代医学理论及传统医学理论为基础，以问答的形式简洁明了地表达出来，务求全面、简单，让中风患者在治疗、康复、生活中碰到的疑问都能在本书中找到答案，使本书成为中风患者的临床使用手册。笔者在编写过程中，对一些问题的看法或思路难免会有偏颇与不足之处，希望广大读者及同行批评指正。

在疾病的康复治疗中，笔者深深地认识到，患者的主动参与、医务人员的用心治疗与护理是整个康复过程的关键，因此希望患者主动参与康复过程，学习了解一些必要的医学基本常识，少走弯路，以便更好地预防中风、治疗中风，早日康复。

本书主要由暨南大学附属顺德医院康复医学科团队编著，团队中包括资深中医康复主任医师、神经内科主任医师，以及从事康复治疗、康复护理的主任护师和副主任技师等专业人士。在本书的编写过程中，医院领导及全科工作人员给予了大力支持，在此表示感谢！

尹德铭

2019 年 12 月

目录

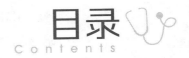

Contents

第五部分

营养篇

第六部分

中医药篇

附录 **健身气功八段锦的动作要点与功效**

第一部分

基础篇

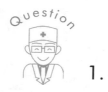

1.

什么是中风

中风，通常是指脑血液循环障碍引起神经功能缺损所表现出的疾病，是中医对脑血管疾病的一种称谓，现代医学称之为脑卒中或脑血管意外。中风属于急性脑血管疾病，是由于脑部血管突然破裂或阻塞导致血液不能营养大脑而引起脑组织损伤的一组疾病，包括脑血栓、脑栓塞、脑出血等。中医认为本病多因气血逆乱、脑脉痹阻或血溢于脑所致。临床表现以突然昏仆、半身不遂、肢体麻木、舌謇不语、口舌歪斜、偏身麻木等为主，并具有起病急、变化快，如风邪善行数变之特点。

从现代医学的角度看，中风主要分为缺血性

和出血性两种类型。

缺血性中风即脑梗死，主要包括动脉粥样硬化性血栓性脑梗死、脑栓塞、腔隙性脑梗死及低血流动力性脑梗死（分水岭梗死）等。

出血性中风即脑出血，又称脑溢血，主要包括脑实质出血、脑室出血、蛛网膜下腔出血。

2.

中风是如何发生的

简单地说，大脑的供血出现异常就会发生中风。大脑重量占体重的 2.5% ~ 3%，供血量却占全身血液量的 15% ~ 20%。同时，脑组织的能量储备非常少，所以当大脑供血中断达到 6 秒时，神经元的代谢就会受到影响，达到 10 ~ 15 秒时人的意识就会丧失，达到 5 分钟脑细胞就会出现不可逆的损害。

大脑供血主要来自两个动脉系统：颈内动脉系统、椎 – 基底动脉系统。这两个动脉系统分管大脑不同区域的营养供应。如果这两个动脉系统出现问题，脑组织的麻烦也就随之而来了。

在医学上中风的病因主要有 3 点：①血管壁

病变。最常见的就是动脉硬化，还有动脉炎、动脉瘤、动脉畸形、淀粉样脑血管病等。②血流动力学改变。如高血压、低血压、心脏疾病等均会引起血流动力学异常。③血液成分异常，如血液黏稠度增高、凝血机制异常、血液高凝状态等。

上述情况简单来说就是进入大脑的营养出了问题。首先是进入大脑的营养通道不畅，比如血管硬化、弹性变差，大容量的血液无法通过，或者血管中出现阻塞物导致血液通过量减少，还有一些血管性能比正常血管差，容易损伤甚至破裂。其次是营养供应的动力问题，如果血压过低，营养物质就不易到达远端，血压过高又会造成血管承压过大，如遇到质量不好的血管或者已经出现问题的血管则容易破裂或者痉挛，还有就是动力的源头心脏出了问题。最后，营养成分也非常重要，如果供应的是优质营养，大脑就会得到很好的滋养，但如果输送上去的营养中存在损害大脑的物质或营养成分不合理，娇贵的大脑就会出问题。

当大脑的供血出现异常，脑细胞神经元代谢出现异常，其功能就会出现障碍，中风就发生了。

3.

引起中风的危险因素有哪些

中风是多个影响因素长期并且综合作用引起的疾病。了解中风的危险因素，进行积极有效的一级预防，是降低中风发病率的重要措施之一。中风的影响因素主要分为不可改变因素、可改变因素。

（1）不可改变因素

包括年龄、性别、种族及遗传因素等。年龄是中风发病的独立危险因素，随着年龄的增加，中风的发病率逐渐升高。不同性别的中风发病率亦存在差异，男性中风危险大于女性。大多数学者认为脑血管疾病属多因素遗传，受环境影响大。

遗传因素对中风的影响可能通过两个环节。第一，遗传使高血压、糖尿病等中风危险因素的基因易感性增加。第二，家族中的生活方式、饮食习惯可能会通过传承对亲属或后代发挥影响。在中风的防控中，我们需避免因过分看重遗传因素而产生无所作为的片面认识和做法，而应当看到中风可以通过改变环境因素而加以预防的积极方面。

（2）可改变因素

主要包括高血压、糖尿病、吸烟、肥胖、心房颤动（房颤）、血脂异常、饮酒过量、缺少运动、既往脑梗死和短暂性脑缺血发作（TIA）史等。

高血压

高血压容易引起心脑血管结构的改变，导致或加重动脉硬化。动脉硬化会使脑部小动脉失去收缩和舒张的能力，当血压下降时易引起脑部灌注不足而导致脑组织缺血；反之，当血压升高时则可能导致脑血管充血、水肿或出血。虽然高血压的危害很大，但研究证实，在所有中风的危险因素中，高血压是最可干预、最易干预同时也是干预效果最好的危险因素，如果能把血压降到合理水平，中风的发生率可下降38% ~ 50%。

糖尿病

高血糖能够致使脑乳酸的水平上升，从而使得局部糖的代谢能力减弱，干扰血脑屏障功能的正常发挥。长期高血糖状态还会促进动脉硬化。胰岛素抵抗与动脉粥样硬化的出现具有紧密的联系，尤其是2型糖尿病患者，当出现胰岛素抵抗时，其发生脑梗死的概率将明显增加。当血糖水平过高时，人体内血液的黏稠度也会提高，促使血小板过度积聚、大量黏附，红细胞的变形能力和纤溶活性也会降低，导致血管的内皮细胞受到损伤，易于形成血栓。

糖尿病患者往往合并心脏病变，心脏内的血栓出现及心律异常不但会使患者脑血管疾病出现的概率增加，更会使得患者发生中风之后的死亡率增加。简单来说就是输送给大脑的营养成分出了问题。糖尿病是中风的一项独立危险因素，大约 20% 的糖尿病患者死于中风。

吸烟

吸烟可使中风的病死风险增加 1.03 ~ 1.25 倍。无论是主动吸烟还是被动吸烟，吸烟量与缺血性中风的危险度成正相关，吸烟量越大，缺血性中风的危险度越高。吸烟对身体短期的影响是促进狭窄动脉的血栓形成，其远期危害是可能加重动脉粥样硬化，这两者共同增加了中风发生的风险。

肥胖

肥胖是一种多因素引起的代谢性疾病，它可增加中风、冠心病、高血压、脂代谢紊乱、胰岛素抵抗、呼吸系统疾病等多种疾病的风险，已被世界卫生组织列为威胁人类健康的十大疾病之一。肥胖通常以体重指数（BMI）来界定，我国以 BMI ≥ 26 为肥胖的标准。肥胖不仅会增加中风风险，而且对中风的预后也有不良影响。有研究表明，高 BMI 的中风患者住院时间更长、并发症更多、残疾程度更重，预后也更差。

房颤

房颤属于一种心律失常，是导致心源性中风的最常见原因。房颤引起中风主要是因为左心耳容易形成血栓。心脏处于房颤状态下时，左心房血流速度减慢，局部血液黏稠度就会增加，而左心房血液形成的涡流会损伤心房壁内皮细胞，流速过慢的血液加上受损伤的细胞，血栓就这样形成了。形成的血栓不会老老实实在原地待着，它会脱落，然后就像炸弹一样在我们身体里游荡，遇到不能通过的血管就会引起栓塞导致中风的发生。其他心脏疾病包括心肌梗死、心肌病、瓣膜性心脏病、卵圆孔未闭、房间隔动脉瘤、心脏肿瘤、大动脉粥样硬化引起的心脏疾病等也与中风风险增高相关。

血脂异常

血脂异常包括胆固醇、甘油三酯、低密度脂蛋白水平升高或高密度脂蛋白水平降低。血脂异常是心脑血管病发病的重要危险因素，与动脉粥样硬化、中风有明显相关性。

过度饮酒

过度饮酒是导致所有类型中风的一个危险因素。饮酒过量会导致高血压、血凝过快、脑血流量减少，并增加心房颤动的风险。

缺少运动

缺乏运动和很多不良健康事件均有关系，它会引起总死亡率、心血管疾病发生率和死亡率、中风等风险提高。大量临床观察发现，运动活跃的人群与运动缺乏的人群对比，中风和死亡风险均有明显下降，而且各式各样的运动均有良好获益。

既往脑梗死和短暂性脑缺血发作（TIA）史

　　既往脑梗死和短暂性脑缺血发作（TIA）史是后续再次发生中风的高危因素。相关分析指出，15% ~ 30% 的缺血性中风患者发病前有 TIA 症状，而 TIA 患者发病后第 2 天、第 7 天、第 30 天内的中风发生风险分别为 3.5%、5.2%、8.0%。TIA 是急性缺血性脑血管病之一，是发生缺血性中风的危险信号。

　　此外，偏头痛、代谢综合征、睡眠呼吸暂停综合征、血液高凝状态、脂蛋白升高、药物滥用、炎症、感染等均会增加中风风险。

4.
如何预防中风 ？

坚持预防为主的原则，明确中风发病的危险因素，并降低这些危险因素的可能损害，是预防中风的基本手段，也是降低中风发病率与死亡率的最主要公共卫生措施。针对中风的不可改变因素，应做到定期筛查，早期发现；针对可改变因素，应采取针对性防控措施，对高危人群进行干预。实践证明，早期改变不健康的生活习惯，积极主动控制各种危险因素，是预防中风的有效措施。

（1）平衡膳食

根据《中国居民膳食指南》，中国人每天的

膳食应包括谷薯类、蔬菜水果类、畜禽鱼蛋奶类、大豆及坚果类等食物。平均每天应适量摄入 12 种以上食物，每周 25 种以上。其中每天盐不超过 6g，油 25 ~ 30g，奶及奶制品 300g 左右，大豆及坚果类 25 ~ 35g，畜禽肉 40 ~ 75g，水产品 40 ~ 75g，蛋类 40 ~ 50g，蔬菜类 300 ~ 500g，水果类 200 ~ 350g，谷薯类 250 ~ 400g，水 1500 ~ 1700mL，提倡饮用白开水和茶水，少吃肥肉、烟熏制品和腌制肉食品。

（2）适当运动

管住了嘴巴，我们就需要迈开双腿。规律的体力活动可以预防中风，动肯定比不动好，不管你进行何种体力活动都能从中获益。健康的成年人应当进行每周 3 ~ 4 天、每天至少 40 分钟的中等强度（如快走等）到高强度（如跑步等）的有氧运动。

（3）戒烟限酒

如果戒烟困难，可到医院咨询，在医生指导下使用替代药物或其他方法帮助戒烟。公共场所应进行吸烟管理，设禁烟区和吸烟区，这对降低民众中风风险是有利的。对于饮酒人群，男性每天不应超过 2 杯酒、未孕女性每天不应超过 1 杯酒。1 杯酒的标准是约 350mL 的普通啤酒或 150mL 的葡萄酒或 44mL 的白酒。

（4）控制情绪

生气、激动、精神紧张、性情急躁等都是常见的中风诱因，所以我们要学会情绪管理，加强自我修养，善于调节和转移不良情绪，保持乐观情绪等，这是控制情绪及精神因素的有效方法。

（5）劳逸结合

生活要有规律，劳逸结合，避免过度劳累，特别是干重活或体育锻炼时要避免用力憋气，因为用力过猛亦会导致中风的发生。

（6）防寒保暖

中老年人在气候变化时应及时加减衣物，预防感冒，起床、低头系鞋带等日常动作要缓慢，洗澡或蒸桑拿时间不宜过长，水温不宜太高。冬季是中风发病的高峰，在这个时候更加要注意避免一些不良刺激，如寒冷、紧张等均会诱发中风。我国北方地区冬天寒冷，室内室外温度差别比较大，更加要注意避免在寒冷的地方受冻。除此之外也要预防跌倒的发生。科学合理的生活习惯，人人都不可忽视。

（7）高危因素管理

首先是高血压。如果发现自己进入高血压前期，建议定期监测并且改变不良生活方式。饮食上需摄取足够的蔬菜、水果、低脂或脱脂奶，以维持足够的钙、钾、镁等矿物质的摄取，并减少饮食中盐和油脂的摄入量。已经诊断为高血压的患者，需要将血压控制到小于140/90mmHg的目标值，在降压药物的选择上一定要根据情况进行个体化治疗。生活上切记避免情绪波动过大，保持心情舒畅非常重要。对于高血压的并发症要积极防治。

血糖的筛查也很重要，对于1型糖尿病或2型糖尿病患者，首先要保持血糖稳定，定期监测，将血糖控制在理想范围内，以有效降低中风风险。饮食与糖尿病的关系非常紧密，糖尿病患者所吃的食物应是少油、少盐，定时、定量，多吃粗粮与新鲜的蔬菜和水果。但对含糖量较高的蔬菜和水果要加强限制。要少吃油炸食物，多饮水，戒烟酒。根据个人情况制定运动计划，建议以中等强度运动为主，运动时间以早餐或晚餐后一小时开始较为适宜；注意足部等皮肤的保护；运动前后加强血糖监测，避免低血糖的发生。

除了血糖和血压，血脂的定期监测和控制同样重要。血脂异常的管理与生活习惯息息相关，科学的饮食和合理的运动至关重要。如调整生活方式后血脂的管理仍不理想，可选择药物控制。

心房颤动根据分级及出血风险的高低可选择不同类型的药物进行治疗及预防，但在进行抗凝药物治疗时一定要定期监测凝血功能。具有其他疾病病史的患者积极治疗原发病是关键。

另外，缺血性中风具有较高的复发率（5% ~ 15%），尤其是首次发病后 1 ~ 3 年复发风险最高，且复发性缺血性中风的病死率较首次发作明显升高。因此，中风患者更加要预防再次中风！例如老王以前是一名办公室工作人员，运动比较少，抽烟，不喝酒，有风湿性心脏病、糖尿病病史，血脂和尿酸都比较高，1 年前不幸得了脑梗死，后恢复到生活基本可以自理了。出院时，医生为了防止他再次中风，就给他开了一份这样的生活处方：①戒烟。②制定饮食计划，严格低糖、低盐、低脂饮食，摄入食物种类多样化。③保持情绪稳定、乐观。④每天保持 30 ~ 40 分钟的低中强度运动，比如步行、体操等。⑤坚持服药，积极控制原发病，包括风湿性心脏病、糖尿病。⑥定期监测血糖、血脂、尿酸及凝血功能。

5.

中风前有哪些先兆

　　60多岁的李阿姨一直生活在北方，她刚从北方来到南方儿子家之后就出现了头晕，几天后出现流口水、舌头发硬、言语笨拙，几分钟后缓解，她以为自己是太疲劳、没休息好，没有重视，没去医院就诊。间隔一天后又出现上述症状，二十几分钟才缓解，这次她赶紧去了医院，被诊断为短暂性脑缺血发作（TIA），经过药物治疗，李阿姨没有再出现类似情况。

　　而老刘就没有那么幸运了。清晨锻炼时，他突然感到左侧肢体麻木、无力，而且头晕。他坐下休息了几分钟，感觉好多了，以为是没吃东西的缘故，于是直接回了家。没想到第二天早上他的左侧肢体就完全瘫了，到医院后诊断为中风，治疗后也留下了明显左侧肢体运动功能障碍，严重影响老刘的日常生活质量。

那么，哪些异常表现预示着可能要发生中风呢？

（1）短暂性脑缺血发作（TIA）

当出现下面这些症状时要提防中风发生的可能：①反复出现短暂的、一过性的说不出话或口齿不清。②一侧肢体无力麻木。③单眼或双眼失明。④视物成双。⑤眩晕。⑥跌倒发作（下肢突然失去张力而跌倒，无意识丧失，可很快自行站起）。⑦短暂性全面遗忘（短时间记忆丧失，不知身在何处、不能估计时间）。

以上这些症状可能是短暂性脑缺血发作，每次发作表现类似，这些症状往往只会维持几分钟，最长也不会超过 24 小时，但这就是中风的先兆，如果出现这种症状而不及时治疗，则发生中风的概率很高。

上面的两个例子都有此表现。短暂性脑缺血发作的患者早期发生中风的风险很高，发作 7 天内的中风风险为 4% ~ 10%，90 天内的中风风险为 10% ~ 20%。发作间隔时间缩短、发作持续时间延长、临床症状逐渐加重的进展型短暂性脑缺血发作，是即将发展为脑梗死的强烈预警信号。短暂性脑缺血发作部分会发展为脑梗死，部分会继续发作，部分可自行缓解。为保险起见，出现以上症状应及时就医。

（2）哈欠不断

如果平常睡眠足够，白天还经常发生哈欠不断的现象，除了身体虚弱的原因外，还有可能是中风的前兆，是脑组织慢性缺血缺氧的症状。约有 80% 的缺血性中风患者在发病前数天之内会出现频繁打哈欠的情况。

（3）严重打鼾

打鼾，即打呼噜。一般人认为打鼾是睡得香的表现，除了会影响身边人睡觉外，不会对打鼾者造成什么危害。但许多研究表明，打鼾尤其是伴有间断性呼吸停止的，会造成脑部缺氧、血压增高、血黏度增高，而这些变化又是引起中风的危险因素，会明显增加中风的发生率。因此严重的打鼾，尤其是伴有睡眠呼吸暂停的打鼾，可以视为中风先兆。

（4）短期内记忆力快速下降

主要表现为丢三落四，拿着钥匙找钥匙，戴着眼镜找眼镜，而且常常很难记住最近发生的事情，对往事却记忆犹新。这是脑动脉硬化、脑供血不足导致的脑细胞活性下降的表现，而脑血管的病变是导致中风的重要原因，因此短时期内记忆力明显下降者有可能发生中风。

中风的治疗重在及时，而大部分的中风是没有先兆的，在防治上具有一定难度。所以，凡出现以上先兆之一者，应予重视，及早到医院进行检查，以有效避免中风的发生。

6.

什么是短暂性
脑缺血发作

短暂性脑缺血发作，英文缩写为TIA，是指由于局部脑、脊髓或视网膜一过性缺血，引起受累供血区的局灶性神经功能障碍，如偏瘫、偏身麻木、言语障碍、黑蒙、眩晕等。这种神经功能障碍在24小时内能完全恢复，影像学检查（CT或MRI）一般不能发现病变。有研究表明，绝大多数（97%）的TIA患者症状能在3小时内缓解，如症状超过3小时，则高达95%的患者会出现影像学和病理学改变。

TIA发病原因主要与以下几方面有关。

微栓子阻塞脑部小动脉：常见于动脉粥样硬化和心脏病（如心房颤动），此时附在血管壁上的不稳定斑块脱落，形成微栓子，阻塞脑部小动脉，导致脑缺血症状；当栓子破碎或溶解时，血流恢复，症状消失。

脑血流突然减少：常见于各种病因导致脑动脉严重狭窄或完全闭塞，此时局部脑组织的血供减少，当血压一过性降低时，脑供血不足，导致脑缺血症状，血压恢复，脑供血恢复正常。

血液成分改变：常见于某些血液系统疾病，如真性红细胞增多症、血小板增多症、白血病、异常蛋白血症和镰状细胞贫血等，这些疾病可导致血液成分改变，使血液呈高度易凝结状态，从而引起 TIA。

其他因素：如脑组织的血管炎或小灶性出血、脑外盗血综合征导致血流减少等也可引起 TIA。

TIA 和中风一样，也会发生脑神经功能缺失的症状。脑血液的供应主要受颈内动脉系统和椎－基底动脉系统支配，因此 TIA 的症状可分为颈内动脉系统缺血导致的症状和椎－基底动脉系统导致的症状两类。

颈动脉系统缺血导致的主要症状：①突然偏身瘫痪。②突然偏身感觉障碍。③单眼一过性黑蒙。④一过性语言障碍等。

椎－基底动脉系统缺血导致的主要症状：①眩晕发作。②平衡障碍。③复视。④双眼的视力障碍。⑤吞咽困难和说话困难等。椎－基底动脉系统缺血很少伴有意识障碍，但跌倒发作较为常见。

虽然上述症状有可能是一过性的，但如果不及时处理就可能发生中风。所以，如果出现这些症状应立即就医。

当然如果以上症状太轻微，很容易和其他疾病搞混，这时候可以通过一招来判断是否为中风先兆：使用微尖的物品轻刮脚底板，若大脚趾往上翘（巴宾斯基征阳性），那几乎可以确定为中风发作先兆。

7.

患者在家中发生中风后，家属能做什么

如果患者在家中突然中风，出现面瘫、言语不清、肢体无力等表现，家属不要惊慌失措。如果患者症状较轻，不要掉以轻心，应及时送患者去医院检查、治疗。如果患者病情严重，有肢体瘫痪、剧烈头痛、呕吐、大小便失禁，甚至神志不清，往往提示有脑出血或者大面积脑梗死。此时，家属可进行以下操作：

◎先将患者平抬至床上，要注意保持患者仰卧姿势，头肩部稍垫高，头偏向一侧，防止痰液、呕吐物吸入气管造成窒息。

◎保证患者呼吸道通畅。若有假牙，要取下假牙，并及时清除口鼻中的呕吐物及痰液，解开患者的领口、纽扣、裤带、胸罩等；如果患者发生肢体抽搐，牙关紧咬，要避免患者从床上坠落，但不要大力搬动患者颈部或者肢体，一旦抽搐停止，用毛巾或手帕叠起，放在患者上下牙齿中间，避免其再次抽搐时咬伤舌头。

◎家属要保持镇定，切记不要大声呼唤患者或摇动其身体和头部，以免给中风患者造成紧张情绪，要安慰患者，消除患者的心理压力。

◎及时拨打"120"，寻求医疗救助，尽快送去医院。选择医院应遵循就近原则，避免长时间颠簸、摇晃患者。如果长途颠簸，可能会导致病情迅速恶化，错失治疗良机。

◎送患者去医院时，要保护好患者。搬运患者时要2～3人同时用力，一人托住患者头部和肩部，避免头部震动和过分扭曲，另一人托住患者的背部和臀部。如再有一人，则托起患者的腰部和腿部，共同用力平抬患者移至硬木板床或担架上。切忌抱、拖、背、扛患者。

另外，家属要尽可能弄清楚患者既往有哪些疾病，如高血压、糖尿病、冠心病、心力衰竭、心律失常等，以及平时服用哪些药物，尽可能给医生提供详细的病史，以利于治疗。如果患者神志尚清楚，要多给予劝说和安慰，以免其精神过分紧张而使病情加重。

Question

8.

如何自我判断
是否发生了中风

中风起病急骤，患者会出现不同程度的功能障碍，对于突然出现的严重肢体瘫痪、麻木，不能讲话，并伴有剧烈头痛、呕吐，甚至出现抽搐、昏迷等情况，很容易判断是得了中风。但是如果出现一些比较轻或不典型的表现，该怎样判断呢？其实，只要患者仍是清醒状态，通过下面几点就可以判断出来。

（1）看是否有面瘫

患者可以做几个面部动作：龇牙咧嘴（笑一下），看看两侧嘴角是否对称，如果不对称就是异常；鼓腮�‍嘬嘴，出现一侧鼓腮漏气、不能噘嘴，就是异常。

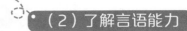

（2）了解言语能力

患者可以说一句简单的句子，如果不能流利地说话，或者讲的话别人听不懂，或者听不懂别人的话都是异常的。

（3）判断肢体的功能有无异常

患者闭上眼，双上肢向前平伸 10 秒，如果两侧上肢运动一致或无移动为正常。如果一侧手臂无移动，另一侧无力、往下掉则为异常。或者患者走直线时向一侧倾倒，也是异常的。也可以让患者双手用力抓紧别人的手，如果双手的握力不同或者减弱也是异常的。

上面几项异常最常见于中风，如果患者有以上任何一个异常就要立即到医院就诊，以免延误最佳治疗时机。

第二部分

治疗篇

1.

脑梗死急性期如何治疗

（1）一般治疗

主要针对血压、血糖、脑水肿、感染、上消化道出血、发热、深静脉血栓形成、水电解质平衡紊乱、心脏损伤及癫痫等进行处理。

呼吸与吸氧

必要时吸氧，应维持氧饱和度＞94%。气道功能严重障碍者应给予气道支持（气管插管或切开）及辅助呼吸。无低氧血症的患者不需常规吸氧。

心脏监测与心脏病变处理

发病后24小时内应常规进行心电图检查，根据病情，有条件时进行持续心电监护24小时或以上，以便早期发现阵发性心房颤动或严重心律失常等心脏病变；避免或慎用增加心脏负担的药物。

体温控制

对体温升高的患者应寻找和处理发热原因，如存在感染应给予抗感染治疗。对于体温＞38℃的患者应给予退热措施。

血压控制

脑梗死后24小时内血压升高的患者应谨慎处理。应先处理紧张焦虑、疼痛、恶心呕吐及颅内压增高等情况。血压持续升高至收缩压≥200mmHg或舒张压≥110mmHg，或伴有严重心功能不全、主动脉夹层、高血压脑病的患者，可予降压治疗，并严密观察血压变化。可选用拉贝洛尔、尼卡地平等静脉药物，建议使用微量输液泵给药，避免使用可引起血压急剧下降的药物。

准备溶栓及桥接血管内取栓者，血压应控制在收缩压＜180mmHg、舒张压＜100mmHg。对于未接受静脉溶栓而计划进行动脉内治疗的患者，血压管理可参照该标准，根据血管开通情况控制术后血压水平，避免过度灌注或低灌注，具体目标有待进一步研究。

脑梗死后若病情稳定，血压持续≥140/90mmHg，无禁忌证，可于起病数天后恢复使用发病前服用的降压药物或开始启动降压治疗。脑梗死后低血压的患者应积极寻找和处理原因，必要时可采用扩容升压措施：静脉输注0.9%的氯化钠溶液纠正低血容量，处理可能引起心输出量减少的心脏问题。

血糖控制

血糖超过10mmol/L时可给予胰岛素治疗。应加强血糖监测，可将高血糖患者的血糖控制在7.8～10mmol/L。血糖低于3.3mmol/L时，可给予10%～20%的葡萄糖注射液口服或注射治疗，目标是达到正常血糖值。

（2）特异性治疗

包括溶栓疗法、血管内治疗、抗血小板治疗、抗凝治疗、降纤治疗、扩容治疗、扩张血管治疗、应用他汀类药物、应用神经保护剂、外科治疗及其他治疗。

溶栓疗法

溶栓疗法是通过药物使血栓溶解，实现血管再通、使受阻的血管灌流区域的组织重新获得血液供应的治疗技术。

血管内治疗

主要是指血管内介入治疗。介入治疗是在血管、皮肤上做直径几毫米的微小通道，或经人体生理管道，在影像设备（血管造影机、透视机、CT、B超）的引导下对病灶局部进行治疗的创伤较小的治疗方法，是介于外科、内科治疗之间的新兴治疗方法，包括血管内介入治疗和非血管介入治疗。

抗血小板治疗

对于不符合静脉溶栓或血管内取栓适应证且无禁忌证的脑梗死患者，应在发病后尽早给予阿司匹林口服，每天150～300mg，急性期后可改为预防剂量（每天50～300mg）。溶栓治疗者，阿司匹林等抗血小板药物应在溶栓 24 小时后开始使用。对于不能耐受阿司匹林者，可考虑选用氯吡格雷等抗血小板药物治疗。对于未接受静脉溶栓治疗的轻型患者，在发病 24 小时内应尽早启动双重抗血小板治疗（阿司匹林和氯吡格雷）并维持 21 天，以降低发病 90 天内的复发风险，但应密切观察出血风险。

🩺 抗凝治疗

对于大多数急性脑梗死患者，要避免无选择地早期进行抗凝治疗。对于少数特殊急性脑梗死患者（如放置心脏机械瓣膜）是否进行抗凝治疗，需综合评估（如病灶大小、血压控制、肝肾功能等），如出血风险较小，致残性脑栓塞风险高，则需谨慎选择使用。特殊情况下溶栓后还需抗凝治疗的患者，应在 24 小时后使用抗凝药物。

🩺 降纤治疗

对于不适合溶栓并经过严格筛选的脑梗死患者，特别是高纤维蛋白原血症者可选用降纤治疗。

🩺 扩容治疗

对于大多数脑梗死患者，不推荐进行扩容治疗。对于低血压或脑血流低灌注所致的急性脑梗死如脑分水岭梗死患者可考虑扩容治疗，但应注意可能加重脑水肿、心力衰竭等并发症，对有严重脑水肿及心力衰竭的患者不推荐进行扩容治疗。

🩺 扩张血管治疗

对于大多数脑梗死患者，不推荐进行扩血管治疗。

应用他汀类药物

急性脑梗死发病前服用他汀类药物的患者，可继续服用。在急性期可根据患者年龄、性别、中风类型、伴随疾病及耐受性等临床特征，确定他汀类药物治疗的种类及强度。

应用神经保护剂

神经保护剂的疗效与安全性尚需开展更多高质量临床试验进一步证实，临床实践中可根据具体情况个体化使用。

外科治疗

幕上大面积脑梗死伴有严重脑水肿、占位效应和脑疝形成者，可行去骨瓣减压术；小脑梗死使脑干受压导致病情恶化者，可行梗死小脑组织抽吸和后颅凹减压术以挽救患者生命。

其他疗法

包括高压氧和亚低温治疗等，但疗效和安全性还需开展高质量试验证实。

2.

什么是静脉溶栓疗法

　　静脉溶栓疗法是指人为破坏凝血与纤溶的平衡，用药物的方法激活纤溶酶原，使之变成纤溶酶，以提高纤溶活性，使体内已经形成的血栓溶解。该疗法在血栓病的治疗中占有突出地位。

　　脑梗死发生时，病灶中心部分脑组织在数分钟即形成不可逆损害，而周边部分缺血的脑组织可通过侧支循环，得到血液供给而维持基本的电活动。因此，及早抢救该部分脑组织是脑梗死治疗的关键。若 3 ~ 6 小时内仍不见效，则该部分脑组织会因代谢衰竭而恶化为不可逆性损害。静脉溶栓疗法就是力争在脑梗死发生后 3 小时内，静脉给予溶栓药物使血栓溶解，使闭塞的血管再通，及早重建血液循环，抢救缺血的脑组织，缩小梗死面积，改善预后。

静脉溶栓疗法是目前最主要的恢复血流措施，常用药物包括重组组织型纤溶酶原激活物（阿替普酶，rt-PA）、尿激酶和替奈普酶。其中，阿替普酶和尿激酶是我国目前使用的主要溶栓药。

阿替普酶的适应证：①有脑梗死导致的神经功能缺损症状。②症状出现＜4.5小时。③年龄≥18岁。④患者或家属签署知情同意书。

尿激酶的适应证：①有脑梗死导致的神经功能缺损症状。②症状出现＜6小时。③年龄在18～80岁。④意识清楚或嗜睡。⑤脑CT显示无明显早期脑梗死低密度改变。⑥患者或家属签署知情同意书。

3.
中风患者在哪些情况下
可以选择静脉溶栓疗法

中风患者选择静脉溶栓疗法必须符合相应的适应证，并且无静脉溶栓禁忌证，还要严格评估相对禁忌证，详见《中国急性缺血性脑卒中静脉溶栓指导规范》。

◎静脉溶栓是血管再通的首选方法，遵循静脉阿替普酶溶栓优先原则，如果患者符合溶栓和血管内机械取栓指征，应该先接受阿替普酶静脉溶栓治疗。

◎对存在静脉溶栓禁忌证的部分患者可机械取栓。

◎对发病时间未明或超过静脉溶栓时间窗的急性缺血性中风患者，如果符合血管内取栓治疗适应证，应尽快启动血管内取栓治疗；如果不能实施血管内取栓治疗，可结合多模影像学评估是否可以进行静脉溶栓治疗。

◎对发病后不同时间窗内的患者（发病后 6 小时内可以完成股动脉穿刺者、距最后正常时间 6 ～ 16 小时及距最后正常时间 16 ～ 24 小时者），经严格临床及影像学评估后，可进行血管内机械取栓治疗。

◎发病 6 小时内由大脑中动脉闭塞导致的严重中风且不适合静脉溶栓或未能接受血管内机械取栓的患者，经过严格选择后可在有条件的医院进行动脉溶栓。

◎由后循环大动脉闭塞导致的严重中风且不适合静脉溶栓或未能接受血管内机械取栓的患者，经过严格选择后可在有条件的单位进行动脉溶栓。

4.

什么是血管内介入治疗 ?

　　血管内介入治疗即血管内治疗，是在 X 线电视监视下，对颅脑疾患进行直接治疗的方法。血管内介入治疗一般采用股动脉穿刺，在 X 线电视监视下，将内径为 2mm 的导引管经主动脉插到供应颅脑血液的血管——颈动脉或椎动脉内。然后，通过导引管将内径为 1mm 或更细的、非常柔软的微导管选择性地插到颅内有关的动脉内，直达病变部位。最后，再根据病变的性质，采用不同的方法，如栓塞、注药、扩张等操作，达到治疗目的。一般来说，介入治疗损伤轻、痛苦小、危险性低、适应证广泛。

　　血管内介入治疗适应证：①年龄在 18 岁以

上。②急性缺血性中风，影像学检查证实为大血管闭塞。其中前循环闭塞发病6小时以内，推荐血管介入治疗；前循环闭塞发病在6～24小时，经过严格的影像学筛选，推荐血管介入治疗；后循环大血管闭塞发病在24小时以内，可行血管介入治疗。③CT排除颅内出血、蛛网膜下腔出血。④患者或法定代理人签署知情同意书。

血管内介入治疗包括血管内机械取栓、动脉溶栓、血管成形术。血管内机械取栓是近年急性缺血性中风治疗最重要的进展，可显著改善急性大动脉闭塞导致的缺血性中风患者的预后。动脉溶栓是使溶栓药物直接到达血栓局部，理论上血管再通率应高于静脉溶栓，且出血风险更低。然而其益处可能被溶栓启动时间的延迟所抵消。目前缺乏充分的证据证实动脉溶栓有益，因此，目前一线的血管内治疗是血管内机械取栓治疗，而不是动脉溶栓。血管成形术包括急诊颈动脉内膜切除术（CEA）、颈动脉支架植入术（CAS），用于治疗症状性颈动脉狭窄，有助于改善脑血流灌注，但临床安全性与有效性尚不明确。

5.

血管内介入治疗
适用于什么情况

血管内介入治疗主要用于治疗下列疾病。

脑血管畸形：这是青少年常见的颅内出血原因，发病凶险突然，手术时出血较多，危险性较大，可造成残疾。介入治疗可以将微导管选择性插到畸形血管的供血动脉处，然后注射各种不同的栓塞剂，将畸形血管团进行部分、大部分或全部栓塞。有的患者一次可治愈，有些患者需进行多次治疗。

脑动脉瘤：这是中年人蛛网膜下腔出血致死的主要原因，而且复发出血致死的情况经常发生，必须及时手术。有些巨大的动脉瘤以前无法手术治疗，现在可采用介入疗法，将微导管送到动脉瘤内，通过微导管将弹簧圈插入动脉瘤内，直至将动脉瘤完全闭塞，同时保留载瘤动脉通畅。

缺血性脑血管病：如颅外段颈动脉狭窄是导致缺血性中风的常见病因。一般采用血管成形术进行治疗。

脑血栓形成：将微导管插到血栓阻塞的血管部位，然后注入药物，使病变部位的药物浓度明显增高，常常可收到意想不到的效果。

颈动脉海绵窦瘘：头部受伤后有些患者可发生眼球突出、跳动、局部充血，称为颈动脉海绵窦瘘。过去需要开颅手术或颈部手术，但手术效果并不可靠。现在采用介入方法，将可脱离的球囊导管选择性地插到动脉与静脉相交的瘘口，充盈球囊可将瘘口完全闭塞又能保持脑动脉血流畅通。

颅内脑膜瘤：这是一种常见的颅内良性肿瘤。该处血液供应丰富，手术风险很大。采用介入放射技术可通过内径小于1mm的微导管注入直径200μm左右的栓子，将肿瘤内的血管网和主要供血动脉闭塞。这样手术可以在无出血或少出血的情况下从容不迫地进行。

颅内恶性肿瘤：如胶质瘤、脑转移瘤等，这些肿瘤手术切除和放疗后容易复发，一般采用化疗。但化疗药物的全身反应大，故限制了其疗效。采用介入技术，将微导管选择性地插入肿瘤的供血血管内，灌注化疗药物，即所谓的超选择性动脉内化疗。这种方法可提高肿瘤局部的药物浓度达50倍，降低全身的副作用和毒性反应，明显提高疗效，减轻患者痛苦，延长患者的生存期。

Question

6.

脑出血急性期
如果不做手术应如何治疗

在明确脑出血的诊断后，一般要进行内科治疗与外科手术治疗。出血量少且不宜外科手术治疗的患者可先行内科治疗。

（1）一般处理

卧床休息 2 ~ 4 周，避免情绪激动和血压升高；有意识障碍、消化道出血者禁食 24 ~ 48 小时；酌情给予镇静止痛剂；便秘者给予缓泻剂。

（2）血压控制

当患者收缩压＞ 220mmHg 时，应积极使用静脉降压药物降低血压；当患者收缩压＞ 180mmHg

时，可使用静脉降压药物控制血压，根据患者临床表现调整降压速度，160/90mmHg 可作为降压目标参考值。早期积极降压是安全的，其改善患者预后的有效性还有待进一步验证。在降压治疗期间应严密观察血压水平的变化，每隔 5 ~ 15 分钟进行 1 次血压监测。

（3）血糖控制

血糖值可控制在 7.7 ~ 10.0mmol/L 的范围内。血糖超过 10mmol/L 时可给予胰岛素治疗；血糖低于 3.3mmol/L 时，可给予 10% ~ 20% 的葡萄糖注射液口服或注射治疗。血糖控制的目标是达到正常血糖水平。

（4）体温管理

脑出血患者早期可出现中枢性发热，特别是大量出血、丘脑出血或脑干出血者。入院 72 小时内发热持续时间与临床转归相关。然而，尚无资料表明治疗发热能改善临床转归。需注意的是，发病 3 天后，患者可因感染等原因出现发热，此时应针对病因治疗。

（5）止血治疗

由于止血药物治疗脑出血的临床疗效尚不确定，且有增加血栓栓塞的风险，所以不推荐常规使用。

（6）病因治疗

使用抗栓药物发生脑出血时，应立即停药。对于口服抗凝药物华法林导致的脑出血，可静脉应用维生素 K、新鲜冻干血浆和浓缩型凝血酶原复合物（PCC）。对于新型口服抗凝药物（达比加群、阿哌沙班、利伐沙班）导致的脑出血，目前缺乏快速有效的拮抗药物。不推荐使用重组活化凝血因子Ⅶ（rFⅦa）单药治疗口服抗凝药导致的脑出血。对于普通肝素导致的脑出血，可使用鱼精蛋白治疗。对于溶栓药物导致的脑出血，可选择输注凝血因子和血小板治疗。目前尚无有效药物治疗抗血小板导致的脑出血。

（7）神经保护剂的使用

神经保护剂的疗效与安全性尚需进一步研究证实。

（8）并发症治疗

颅内压增高的处理：颅内压升高者，应卧床、适度抬高床头、严密观察生命体征。需要脱水降颅压时，应给予甘露醇静脉滴注，而用量及疗程依个人情况而定。同时，注意监测心、肾及电解质情况。必要时，也可用呋塞米、甘油果糖和 / 或白蛋白治疗。

痫性发作：有癫痫发作者应给予抗癫痫药物治疗。疑似癫痫发作者，应考虑持续脑电图监测。如监测到痫样放电，应给予抗癫痫药物治疗。不推荐预防性应用抗癫痫药物。中风后 2 ～ 3 个月再次出现痫性发作的患者应接受长期、规律的抗癫痫药物治疗。

深静脉血栓形成（DVT）和肺栓塞：卧床患者应注意预防深静脉血栓形成。如为疑似患者，可进行 D- 二聚体检测及多普勒超声检查。鼓励患者尽早活动、腿抬高；尽可能避免下肢静脉输液，特别是瘫痪侧肢体。可联合使用弹力袜加间歇性空气压缩装置预防深静脉血栓及相关栓塞事件。对于易发生深静脉血栓的高危患者（排除凝血功能障碍所致的脑出血患者），证实出血停止后可考虑皮下注射小剂量低分子肝素或普通肝素预防深静脉血栓形成，但应注意出血的风险。

7.

哪些脑出血患者
应该手术治疗

外科手术治疗以其快速清除血肿、缓解颅高压、解除机械压迫的优势成为高血压脑出血治疗的重要方法。

（1）脑实质出血

对于脑实质出血者可考虑选择外科手术或微创手术治疗。

◎出现神经功能恶化或脑干受压的小脑出血者，无论有无脑室梗阻致脑积水的表现，都应尽快手术清除血肿。不推荐单纯脑室引流而不进行血肿清除。

◎对于脑叶出血超过30mL且距皮质表面

1cm 范围内的患者，可考虑标准开颅术清除幕上血肿或微创手术清除血肿。

　◎发病 72 小时内、血肿体积 20 ～ 40mL、格拉斯哥昏迷评分（GCS）≥ 9 分的幕上高血压脑出血患者，在有条件的医院，经严格选择后可应用微创手术联合或不联合溶栓药物液化引流清除血肿。

　◎40mL 以上重症脑出血患者，由于血肿占位效应导致意识障碍恶化者，可考虑微创手术清除血肿。

　◎病因未明的脑出血患者行微创手术前应行血管相关检查，如 CT 血管造影（CTA）、磁共振血管成像（MRA）、数字减影血管造影（DSA），以排除血管病变，规避和降低再出血风险。

（2）脑室出血

　对于脑室出血者，可选择脑室引流。一些学者还建议使用其他一些方法治疗脑室出血，如脑内窥镜血肿清除和脑室造口术、脑室腹腔分流术或腰椎穿刺引流术，脑室出血的手术治疗有效性还有待进一步研究。对于伴有意识障碍的脑积水患者可行脑室引流以缓解颅内压增高。

8.

蛛网膜下腔出血
急性期应如何治疗

蛛网膜下腔出血是指多种原因所致脑底部或脑及脊髓的血管破裂，血液流入蛛网膜下腔，又称为原发性蛛网膜下腔出血。蛛网膜下腔出血分为外伤性与非外伤性两大类。非外伤性蛛网膜下腔出血是一种常见且致死率极高的疾病，病因主要是动脉瘤破裂，约占全部病例的85%左右，其他病因包括中脑周围非动脉瘤性出血、血管畸形、硬脑膜动静脉瘘、凝血功能障碍、吸食可卡因和垂体卒中等。任何年龄均可发病。

蛛网膜下腔出血的主要临床表现为突发剧烈头痛，呈爆炸样疼痛，后颈枕部疼痛、颈部僵直，呕吐，视物不清晰、复视、畏光，严重者神志不清醒、昏迷，甚至死亡。可伴有癫痫、消化道出血、偏瘫、精神症状等。老年人症状不典型，起病缓慢，头痛不显著，而精神症状明显，神志常不完全清楚，常伴有肺部感染、消化道出血，容易漏诊。根据 CT 检查和脑血管造影可确诊。

（1）内科治疗

包括绝对卧床、甘露醇脱水、止血、脑血管痉挛的防治和并发症（肺部感染、消化道出血等）的防治等。

（2）外科治疗

应先行脑血管造影明确出血原因：如有颅内动脉瘤，可行动脉瘤栓塞或开颅夹闭动脉瘤或孤立动脉瘤；如有脑血管畸形，也可栓塞或开颅切除畸形血管团。对于颅内静脉系统血栓引起的出血，可行局部溶栓或静脉溶栓。外科手术夹闭或弹簧圈栓塞均可降低动脉瘤再破裂出血的风险。应尽可能选择完全栓塞治疗动脉瘤。对于同时适用于介入栓塞及外科手术的动脉瘤患者，应首先考虑介入栓塞。早期治疗可降低再出血风险，球囊辅助栓塞、支架辅助栓塞和血流导向装置等新技术可提高早期动脉瘤治疗的有效性。

9.

中风需做哪些检查 **?**

中风需做脑 CT 或者磁共振检查，以明确是脑出血还是脑梗死。然后针对病因进行检查，评估血管。因为血管从心脏发出，所以检查需从心脏开始做，评估方法为彩超。评估目标包括颈动脉、椎动脉，还有颅内大脑前动脉、大脑中动脉等。如彩超发现有问题，需进一步磁共振血管检查、CT 血管检查，以及目前最精确的脑血管造影检查，如发现大血管有狭窄或闭塞，可通过各种评估来确定治疗方法，包括药物治疗、支架植入治疗、颈动脉内膜剥脱治疗等。

除了以上所述检查外，中风患者还应进行以下检查，以便排除其他疾病。

所有中风患者都应做的检查项目：①血糖、肝肾功能和电解质。②心电图和心肌缺血标志物。③血常规。④凝血酶原时间、国际标准化比率和活化部分凝血活酶时间。⑤氧饱和度。

　　部分患者必要时可选择的检查项目：①毒理学筛查。②血液酒精水平检测。③妊娠试验。④动脉血气分析（若怀疑缺氧）。⑤腰椎穿刺（怀疑蛛网膜下腔出血而CT未显示或怀疑中风继发于感染性疾病）。⑥脑电图（怀疑痫性发作）。⑦胸部X线检查。

10.

CT 与磁共振检查
应该如何选择

CT 对血管的检查具有重要意义，如冠状动脉的钙化、大血管壁的钙化及动脉瘤改变等，CT检查可以很好地显示出来。CT 的缺点是有电离辐射。

磁共振（MR）检查无电离辐射，对机体没有不良影响。其中，磁共振血管成像（MRA）主要显示脑血管的形态、血流信号，可以提供血流的方向、流速、流量等定量信息。磁共振成像（MRI）适用于脑内血肿、脑外血肿、脑肿瘤、颅内动脉瘤、动静脉血管畸形、脑缺血、椎管内肿瘤、脊髓空洞症和脊髓积水等颅脑常见疾病的检查。带有心脏起搏器的患者或有某些金属异物的部位不能做 MR 检查，此外，MR 检查时机器的噪声非常大，这是它的不足之处。

CT 与 MR 相辅相成，因此有时患者做了 CT 还要做 MR，或者做了 MR 还要做 CT。

病例一：张阿姨近 1 周反复出现发作性右侧肢体瘫、讲不出来话 2 次，每次持续几分钟，医生考虑为短暂性脑缺血发作，也就是脑梗死的前兆。如果张阿姨到医院时症状已经消失了，是不是可以不做检查了呢？

当然不是，虽然根据症状可以对短暂性脑缺血发作做出诊断，但还是需要做检查的。短暂性脑缺血患者的 CT 或 MR 检查大多正常，有时可以在发病早期（2 小时）显示一过性缺血灶，多是小片状。CT 血管造影（CTA）、磁共振血管成像（MRA）及数字减影血管造影（DSA）选做其中一项，有时可见血管狭窄、动脉粥样硬化改变，根据血管狭窄的程度能明确是否需要外科治疗。经颅多普勒（TCD）检测可探查颅内动脉是否有狭窄，并可进行血流状况评估和微栓子监测。血常规和血生化、心电图检查也是必要的。另外，有时为了与单纯部分性发作的癫痫鉴别，还需要做脑电图。

病例二：王大爷有每天早起打太极的习惯。这天早上，老伴醒了，发现王大爷还没起来，就大声唤醒他。王大爷醒来发现左侧肢体瘫痪了，一直到医院左侧肢体瘫还是没有恢复。王大爷这种情况，应该做什么检查呢？

王大爷应该尽快做头颅 CT，以明确有无脑出血。因在发病早期 CT 不能显示脑梗死病灶，脑梗死的低密度灶多数在发病 24 小时后才逐渐显示，故怀疑中风的患者，除先做头颅 CT 明确有无脑出血后，还需做 MR，以早期显示缺血病变，缺血病变在发病 2 小时内就可通过 MR 确诊。

病例三：大学生赵××在读大学时与人合租，一天清晨被合租人发现倒在他自己房间的门口，身体旁边有很多呕吐物，呼唤赵××没有任何反应，到医院急诊做头颅CT证实为脑出血。

一般来说，如果头颅CT证实为脑出血，是不需要做MR检查的，但对于年轻的、脑出血病因不明确的、出血形态不规则的病例则是需要的，因为通过磁共振血管成像（MRA）或CT血管造影（CTA）可以发现脑血管畸形、血管瘤等。怀疑有血管畸形、烟雾病、血管炎等疾病又需要行外科治疗或血管介入治疗时要做数字减影血管造影（DSA）检查，DSA是诊断这些疾病的金标准。大学生赵××经DSA检查证实为脑动静脉畸形，畸形血管破裂致出血。

病例四：40岁的徐××是一家医院胃镜室的医生，在紧张而忙碌的工作中，她突然出现剧烈的、爆裂样的头痛，继之呕吐、昏迷，同事立即送她去CT室，经头颅CT检查为蛛网膜下腔出血。临床上怀疑为蛛网膜下腔出血时首选头颅CT平扫检查，可检出90%以上的蛛网膜下腔出血。如果CT是阴性的，临床又高度怀疑，则应行腰椎穿刺检查，若是蛛网膜下腔出血，则穿刺流出的脑脊液为血性（正常人为无色透明）。蛛网膜下腔出血常见病因为动脉瘤破裂，并且动脉瘤有再次破裂的风险，必须行DSA检查。徐××经DSA证实为前交通动脉瘤破裂致蛛网膜下腔出血，行动脉瘤夹闭术后未再复发。

11.

血脂检查有哪些项目

　　血脂检查是一种对血液中所含脂类进行定量测定的方法。血脂是血浆中的中性脂肪和类脂的总称,广泛存在于人体中,它们是生命细胞的基础代谢必需物质。血脂异常是中风、冠心病等严重疾病的"元凶",是人类健康的"隐形杀手"。血脂不正常既看不见也摸不着,通常需要抽血化验才能做出判断。

　　临床血脂检查项目主要包括甘油三酯(TG)、总胆固醇(TC)、高密度脂蛋白胆固醇(HDL-C)、低密度脂蛋白胆固醇（LDL-C）、载脂蛋白 AI（apo AI）、载脂蛋白 B（apo B）、脂蛋白 a [Lp（a）]。前四项是临床基本检查项目,俗称"血脂四项"。《中国成人血脂异常防治指南》中的血脂水平分层标准如下：

分层	总胆固醇	低密度脂蛋白胆固醇	高密度脂蛋白胆固醇	甘油三酯
合适范围	＜5.18mmol/L（200mg/dL）	＜3.37mmol/L（130mg/dL）	≥1.04mmol/L（40mg/dL）	＜1.70mmol/L（150mg/dL）
边缘升高	5.18～6.19mmol/L（200～239mg/dL）	3.37～4.12mmol/L（130～159mg/dL）		1.70～2.25mmol/L（150～199mg/dL）
升高	≥6.22mmol/L（240mg/dL）	≥4.14mmol/L（160mg/dL）		≥2.26mmol/L（200mg/dL）
降低			＜1.04mmol/L（40mg/dL）	

总胆固醇（TC）：是血浆中所有脂蛋白含有的胆固醇的总和。女性绝经后会明显上升；新生儿期浓度很低，摄入母乳后很快接近成人水平；随年龄增长有增高趋势。总胆固醇偏高会诱导各种心脑血管疾病的发生。

甘油三酯（TG）：甘油三酯升高，是动脉粥样硬化和冠心病的危险因素。如果偏低，称为低甘油三酯血症，见于一些脂蛋白缺乏的遗传性疾病或者继发脂质代谢异常，如消化道疾患、内分泌疾患（甲状腺功能亢进、慢性肾上腺皮质功能不全）、肿瘤晚期、恶病质及应用肝素等药物时。

高密度脂蛋白胆固醇（HDL-C）：降低会导致冠心病、动脉粥样硬化等疾病的危险性升高。

低密度脂蛋白胆固醇（LDL-C）：浓度升高与动脉粥样硬化的发病有关。

脂蛋白 a[Lp（a）]：浓度升高可见于缺血性心脑血管疾病、心肌梗死、外科手术、急性创伤、炎症、肾病综合征、尿毒症及除肝癌外的恶性肿瘤等。浓度降低可见于肝脏疾病，因其在肝脏中合成。

不是所有的胆固醇都会促进动脉粥样硬化的发生，高密度脂蛋白胆固醇（HDL-C）就具有很强的抗动脉粥样硬化的作用，它可促进胆固醇逆向转运至肝脏而被清除，并且能防止血液中的低密度脂蛋白胆固醇（LDL-C）被氧化，从而扮演抗动脉粥样硬化的角色。

40岁以上男性和绝经期后女性每年都应进行血脂检查，对于中风的高危人群，有条件者建议定期（每6个月）检查血脂。

12.

急性缺血性中风
有哪些常用药物

（1）静脉溶栓药物

　　主要包括阿替普酶（rt-PA）、尿激酶和替奈普酶。静脉溶栓是目前最主要的恢复血流的措施，溶栓药物的作用在于溶解已形成的血栓，使闭塞的动脉再开通，也可降低血浆纤维蛋白原进而降低血黏度，增加缺血区的血流量，但其也有引起出血的危险。阿替普酶和尿激酶是我国目前使用的主要溶栓药。

　　◎对于缺血性中风发病4.5小时内的患者，应按照适应证、禁忌证和相对禁忌证严格筛选，尽快静脉给予rt-PA溶栓治疗。用药期间及用药

24 小时内应严密监护。小剂量 rt-PA 静脉溶栓（0.6mg/kg）出血风险低于标准剂量，可以减少病死率，但并不降低残疾率。

◎对于发病在 6 小时内的患者，可根据适应证和禁忌证标准严格选择给予尿激酶静脉溶栓。用药期间应严密监护。

（2）抗血小板药物

包括阿司匹林、氯吡格雷、替罗非班、替格瑞洛、西洛他唑等。

动脉血栓形成的起始步骤是在损伤内皮局部形成血小板栓子，因此，抗血小板药物可降低大脑动脉中血小板的聚集性及动脉内血栓的增长，抗血小板治疗是预防和治疗血栓形成所致中风的有效措施。

◎对于不符合静脉溶栓或血管内取栓适应证且无禁忌证的缺血性中风患者，应在发病后尽早口服阿司匹林，急性期后可改为预防剂量。

◎溶栓治疗者，阿司匹林等抗血小板药物应在溶栓 24 小时后开始使用，如果患者存在其他特殊情况（如合并其他疾病），在评估获益大于风险后可以考虑在阿替普酶静脉溶栓 24 小时内使用抗血小板药物。

◎对于不能耐受阿司匹林者，可考虑选用氯吡格雷等抗血小板药物。

◎对于未接受静脉溶栓治疗的轻型中风患者，在发病 24 小时内应尽早启动双重抗血小板治疗（使用阿司匹林和氯吡格雷），并维持 21 天，以降低发病 90 天内的复发风险，但应密切注意出血风险。

◎血管内机械取栓后 24 小时内使用抗血小板药物替罗非班的疗

效与安全性有待进一步研究，可结合患者情况个体化评估后决策。

◎替格瑞洛的安全性与阿司匹林相似，可考虑作为有使用阿司匹林禁忌证患者的替代药物。

（3）抗凝药物

包括华法林、肝素、低分子肝素及新型凝血酶抑制剂等。

抗凝药物用于急性缺血性中风的目的在于阻止栓子的扩大，并减少继后的进行性神经损害，预防复发。

华法林

华法林是维生素K拮抗剂，其通过抑制维生素K，间接地抑制维生素K依赖凝血因子而发挥抗凝作用。

华法林用药注意事项：

◎尽量在每天同一时间服用，服药期间，需要定期监测INR，第一个月每周1次，平稳后改为隔周1次，如果INR稳定在2～3，监测次数可减少至每月1次。

◎注意有无牙龈、鼻出血，大小便颜色有无变红或变黑，皮肤有无瘀斑等出血情况。

◎避免异常增加或减少富含维生素K的食物；禁止吸烟；限制酒精性饮料；服用华法林期间，还需服用其他药物的，需咨询医生，因为某些抗生素、解热镇痛药物可增强华法林的作用。

肝素与低分子肝素

两者都是传统的间接凝血酶抑制剂，可抑制Xa因子。其中低分子肝素皮下注射生物利用度高，常规剂量注射效果肯定，安全性有保证，具有快速而持续的抗血栓形成作用，引起血小板减少症较肝素少。低分子肝素一般优于肝素，但严重肾功能不全者宜用肝素。

🩺 新型凝血酶抑制剂

新型凝血酶抑制剂是具有单靶点凝血酶抑制作用的一类药物。其优点是与常用药物及食物间的相互作用很小，出血倾向小，无须调整剂量和监控用药，但治疗急性缺血性中风的有效性尚待更多研究证实，临床上主要用于成人非瓣膜性房颤患者的中风和全身性栓塞。

新型凝血酶抑制剂包括两大类：直接凝血酶 II a 抑制剂——达比加群、阿加曲班，直接 Xa 因子抑制剂——利伐沙班、依度沙班、阿哌沙班。

（4）降纤药物

包括降纤酶、巴曲酶、蚓激酶、蕲蛇酶等。

很多研究显示缺血性中风急性期血浆纤维蛋白原增高，血液黏滞度增高，降纤药物可显著降低血浆纤维蛋白原，并有轻度溶栓和抑制血栓形成的作用。对于不适合溶栓并经过严格筛选的脑梗死患者，特别是高纤维蛋白原血症者可选用降纤药物治疗。

（5）神经保护剂

包括依达拉奉、奥拉西坦、脑蛋白水解物、胞二磷胆碱等。

理论上，神经保护剂可改善缺血性中风患者的预后，动物研究也显示该类药物可改善神经功能缺损程度。但临床研究的结论尚不一致，疗效还有待进一步证实。

依达拉奉是一种抗氧化剂和自由基清除剂，有试验提示：该药能改善急性脑梗死的功能结局且安全，还可改善接受阿替普酶静脉溶栓患者的早期神经功能。应尽可能在发病后 24 小时内开始给药。

（6）改善脑血液循环药物

丁基苯酞：可改善脑缺血区微循环，促进缺血区血管新生，增加缺血区脑血流。丁基苯酞与芹菜籽中提取的左旋芹菜甲素的结构相同，故对丁苯酞或芹菜过敏者禁用。

人尿激肽原酶：具有改善脑动脉循环的作用。应在起病 48 小时内开始用药。有个别病例可能对人尿激肽原酶反应特别敏感，会出现血压急剧下降的情况，故在应用本品时需密切观察血压，药物滴注速度不能过快，如果在用药过程中出现血压明显下降，应立即停止给药，进行升压处理。本品与血管紧张素转化酶抑制剂类药物（如卡托普利、赖诺普利等）存在协同降压作用，应禁止联合使用。

（7）他汀类药物

他汀类药物的作用主要是降低血清、肝脏、主动脉中的胆固醇，以及降低极低密度脂蛋白胆固醇（VLDL-C）、低密度脂蛋白胆固醇（LDL-C）水平。

调血脂作用：他汀类药物降低 LDL-C 的作用最强，降低总胆固醇（TC）的作用次之。

非调血脂作用：他汀类药物还有改善血管内皮功能、抑制血管平滑肌细胞的增殖和迁移、抗氧化、抗炎、抑制血小板聚集和抗血栓等作用，有利于防止动脉硬化的形成，稳定和缩小动脉粥样硬化斑块。

根据他汀类药物降低 LDL-C 的程度，可将其分为 3 类：① LDL-C 降低 30% 以内的，为低强度的他汀类药物。② LDL-C 降低 30% ~ 50% 的，为中等强度的他汀类药物。③ LDL-C 降低 50% 以上的，为高强度的他汀类药物。

洛伐他汀、辛伐他汀、普伐他汀、匹伐他汀、氟伐他汀都属于中低强度的他汀类药物，阿托伐他汀和瑞舒伐他汀则属于中高强度的他汀类药物。

他汀类药物的服用时间：辛伐他汀、洛伐他汀宜晚饭时服用，普伐他汀、氟伐他汀宜睡前服用，阿托伐他汀、瑞舒伐他汀、匹伐他汀每天固定时间服用即可。

13.

脑出血有哪些常用药物

（1）控制颅内压增高的药物

高渗性脱水药：包括甘露醇、甘油果糖、白蛋白等。甘露醇最为有效，应用最为广泛，用量及疗程依患者个体情况而定。甘露醇可迅速使血浆渗透压增高，在血－脑屏障正常的情况下，通过血－脑、血－脑脊液间的渗透压差，使脑组织中的水分移向血液中，经肾排出，从而减少脑容积，降低颅内压。

利尿性脱水药：如呋塞米。其有利尿脱水的作用，能使血液浓缩，渗透压增高，从而使脑组织脱水，颅内压降低。

使用脱水药物的注意事项：①保持水电解质代谢的平衡。②有心肾功能障碍者，不用或慎用甘露醇，可用甘油果糖、呋塞米。③给药时，应于15分钟内将一次剂量从静脉快速滴入。④注意颅内压增高的反跳现象。因为用药数小时后可形成相反的渗透压差，故常需重复使用，以维持降颅内压的疗效。

（2）预防再出血的药物

为了防止动脉瘤周围的血块溶解引起再出血，可用抗纤维蛋白溶解剂抑制纤溶酶的形成。常用6-氨基己酸（EACA），使用2～3周或到手术前。也可用氨甲环酸。

抗纤溶治疗可以降低再出血的发生率，但同时也会增加血管痉挛和脑梗死的发生率，因此建议与钙通道阻滞剂同时使用。

（3）防止血管痉挛的药物

尼莫地平：尼莫地平是目前公认效果较好的钙通道阻滞剂，它易通过血－脑屏障，选择性地作用于脑血管，抑制血管平滑肌的收缩，还可减少细胞外钙离子进入神经细胞的量，从而减少神经功能损害的程度，明显降低血管痉挛发生率。如果不能口服，可以鼻饲。对于不能进食的患者，可选择静脉用药。

第三部分

康复篇

1.

中风早期应如何
进行康复治疗

刘奶奶今年 72 岁，中风已有 3 天了，她的病情及生命体征稳定，那么此时她应做哪些康复治疗呢？对于处于中风急性期的患者，通常主张在生命体征稳定、病情平稳 48 小时后，开始进行康复治疗。

主要康复治疗目标：通过被动活动和主动参与，促进偏瘫肢体肌张力的恢复和主动活动的出现；通过肢体正确摆放和体位的转换（如翻身等），预防可能出现的压疮、关节肿胀、下肢深静脉血栓形成、泌尿系统和呼吸道的感染等并发症。主要以床上运动为主。

中风早期的康复训练包括心理的支持、床上

体位放置、关节被动活动、肌肉推拿、早期床上活动。

（1）心理支持

中风患者由于大脑本身器质性损伤或各种病痛功能障碍的影响，存在着程度不等的心理问题，例如不理解、不合作、焦虑或抑郁等情绪障碍，从急性期开始就可能困扰着患者，并直接影响患者的临床治疗和康复，因此，要给患者进行常规心理评定和足够的心理支持，关心和鼓励患者，帮助患者解决各种困难问题。此外，还要注意发挥家庭和社会支持系统的作用。

（2）床上体位放置

健侧卧位：健肩在下，处于舒适位置。患肩在上，前屈80°～90°，并在其下方放一枕头，稍屈肘，前臂旋前，手伸展或握一毛巾卷。健侧下肢稍后伸，屈膝。患侧下肢放在健侧下肢前，在其下方放一枕头，保持屈髋，屈膝，踝中立位。健侧卧位是患者感觉舒适的体位。该体位同时有对抗偏瘫上肢屈肌痉挛和下肢伸肌痉挛的作用，还方便治疗者对偏瘫侧进行治疗。

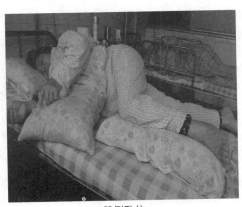

健侧卧位

患侧卧位：患肩前伸，前屈，伸肘，前臂旋后，手伸展或握一毛巾卷。健侧上肢处于舒适的位置即可。患侧下肢稍后伸，屈膝，踝中立位。健侧下肢放在患侧前面，屈髋，屈膝，在其下方放一枕头。患侧卧位是最有治疗意义的体位，该体位可以增加患侧感觉的输入，牵拉整个偏瘫侧肢体，有助于防治痉挛。健手在上面还可以自由活动。

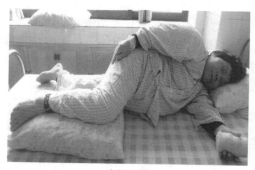

患侧卧位

仰卧位：在患肩后方和膝关节下方各放一枕头，使肩胛骨向前，肩稍外旋，伸肘，前臂旋后，手指伸展或握一毛巾卷。仰卧位受颈紧张反射和迷路反射影响，异常反射活动较强，时间过长容易引起骶尾部、足跟外侧或外踝部褥疮。

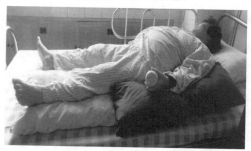

仰卧位

偏瘫患者应以侧卧为主，上述三种体位交替使用。半卧位时的躯干屈曲和下肢伸直姿势直接强化了痉挛模式，任何时候都应避免。

（3）关节被动活动

偏瘫患者关节无自主运动。关节被动活动可以防治关节挛缩变形，应作为急性期的常规治疗。

被动活动训练应遵循以下几项原则：①早期开始，一般可在发病后的 2 ~ 3 天进行。②患者取仰卧位。③两侧均要进行训练，先做健侧，后做患侧。④活动某一个关节时，近端关节必须予以固定。⑤手法要轻柔适度，避免产生疼痛。⑥手法速度要缓慢，有节奏，一般一个动作需要 3 ~ 5 秒。⑦各关节的诸运动方向均要进行训练，每种运动以 3 ~ 5 次为宜。⑧一般在无疼痛状况下完成全关节活动范围的运动（不得出现超关节活动范围的运动），特殊关节除外，如肩关节在迟缓期仅可完成关节活动范围 50% 的活动。关节功能改善后再逐渐加大活动范围。

上肢被动运动

肩前屈：患者仰卧，治疗者双脚稍分开，面向患者，一手托住其手部，一手放在肩胛骨的下方，使肩胛骨向上向前，上肢抬高至90°。当患者功能改善后，再逐步增大肩关节活动范围。

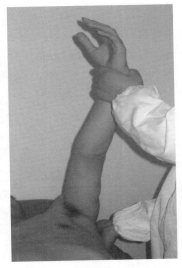

肩前屈

肩内旋和外旋：患者仰卧，肩外展90°，屈肘90°，治疗者一手扶住其肩部，一手握住腕关节上方，将前臂向足的方向转动（内旋）或向头的方向转动（外旋）。这一运动可以在肩外展不同度数时完成。

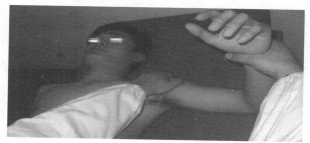

肩内旋和外旋

肩外展和内收：患者仰卧，患侧上肢放于体侧，伸肘，治疗者站在患者患侧，一手握住其肘部，一手托住腕部，将患侧上肢向头部运动。注意：当肩外展到90°时，需要肩的外旋和肩胛骨的上旋才能完成全方位的外展。再将患侧上肢由外向内向下运动，完成肩关节内收。

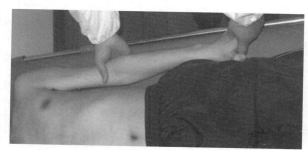

肩外展和内收

肩胛骨活动：患者俯卧，上肢放在体侧，治疗者面向患者站在床边，一手放在肩胛下角，一手放在肩部，两手同时将肩胛骨向上、下、内、外各方向活动。

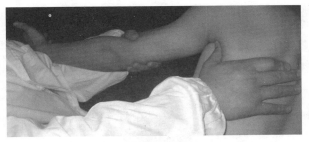

肩胛骨活动

肘屈伸：患者仰卧，上肢自然放在体侧，肘窝向上。治疗者一手握住其肘后方，一手握住前臂远端，做屈肘和伸肘运动。

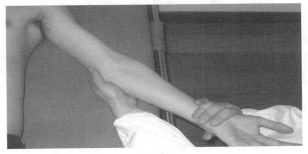

肘屈伸

前臂旋转：患者仰卧，上肢放于体侧，屈肘90°。治疗者一手托住其肘后部，一手握住前臂远端，做前臂旋前（向内转动前臂）和旋后（向外转动前臂）运动。

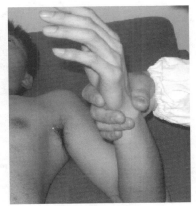

前臂旋转

屈髋屈膝：患者仰卧，治疗者站在患侧下肢旁，一手托住患侧足部，另一手放在小腿上端，将下肢抬起做屈膝屈髋动作。

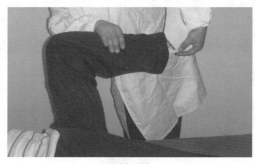

屈髋屈膝

髋外展：患者仰卧，下肢中立位。治疗者站在患者下肢一侧，一手放在腘窝处托住大腿，另一手放在踝关节后方托住小腿，双手同时做下肢的外展动作。

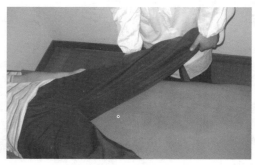

髋外展

髋内外旋：患者仰卧，治疗者站在其下肢一侧，一手放在小腿后方，将下肢托起至屈膝90°，一手放在膝关节外侧，避免大腿外展。托起小腿的手将小腿向外（髋内旋）或向内（髋外旋）运动。

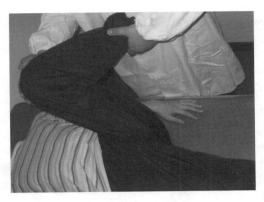

髋内外旋

（4）肌肉推拿

由于瘫痪肢体的肌肉自主活动减少或消失，血液循环和淋巴循环减慢，因此受累肌肉很快就会出现失用性或营养性萎缩，深部静脉血栓形成也可能随时发生。经常性的肌肉推拿可以防治上述并发症。肌肉推拿动作要轻柔、缓慢而又规律。肌张力低的肌群推拿手法强度可以稍大，肌张力高的肌群推拿强度应小。

（5）早期床上活动

向患侧翻身：患者开始取仰卧位，治疗者站在患者患侧，指导患者用健侧手握住患侧手，并帮助患者屈曲双侧髋膝关节。翻身时，指导患者用健侧上、下肢带动躯干同时向患侧翻转。治疗者在必要时可以用一手扶住

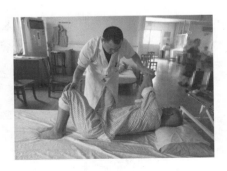

向患侧翻身

患者手部，另一手扶住膝部，给予帮助。向患侧翻身是中风患者最容易的一种翻身方式。

向健侧翻身：患者仰卧，治疗者站在患者健侧，先嘱患者两手叉握并充分前伸，治疗者一手放在患侧臀部，一手固定患足，在患者双手摆动上身向健侧翻转时，帮助患侧臀部和下肢同方向转动。

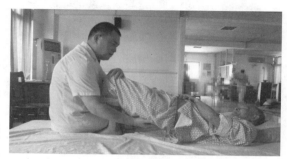

向健侧翻身

床上桥式运动（双桥）：患者仰卧，两腿屈曲，双足平放在床上。治疗者站在患侧，一手放在患膝上，协助患者向前向下拉压膝关节；另一手放在患侧臀下，使患者抬起臀部（伸髋）。臀部抬起后两侧骨盆要保持水平，防止向健侧后旋。

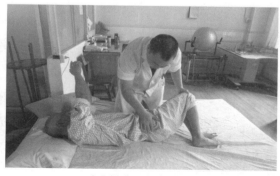

床上桥式运动（双桥）

从健侧坐起：①患者健手握住患手，双下肢屈髋、屈膝或健足插到患侧小腿后面。双上肢摆动，翻成健侧卧位。②患者健手拉患手至枕头前，健足将患侧小腿移到床沿外，使双侧小腿都离开床面。健侧上肢屈肘，前臂旋前，肘及手部支撑身体坐起。③调整坐位姿势，患手放在大腿上，足与地面接触。

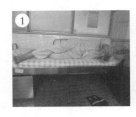
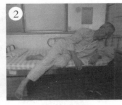
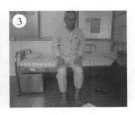

从健侧坐起

从患侧坐起：①患者健手握住患手，先将自己翻成患侧卧位。②将双侧小腿移到床沿外，利用健侧上肢支撑坐起。或者治疗者面向患者站立，一手向上抬起患肩，一手放在健侧骨盆前缘或髂前上棘处向下压，双手同时用力，患者即可坐起。③患者坐稳后调整坐姿，将患手放在大腿上，足接触地。

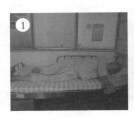
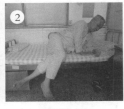
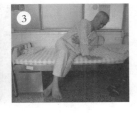

从患侧坐起

2.

偏瘫患者如何进行
穿脱衣服训练

由于偏瘫患者双上肢不能配合穿脱衣服，常需单手操作，所以患者要进行穿脱衣服训练，学会用特殊的方法穿脱衣服。

注意事项：上衣要宽松的、有弹性的、开胸式的。扣子尽量用尼龙搭扣或用拉链。衬衣宜选择无袖的或无扣的。裤子的腰部要有松紧带的，要宽松；男裤开档处用尼龙搭扣。

（1）穿脱上衣

穿上衣：①患者坐位，用健侧手找到衣领或内侧的商标，将衣领朝前平铺在双膝上。②将患侧袖口垂直于双腿之间，患侧上肢先穿入衣袖。

③用健手把衣服拉到肩部。④用健侧上肢将另一侧衣袖拉到健侧斜上方，健侧上肢穿入。用健侧上肢整理衣服，系扣。

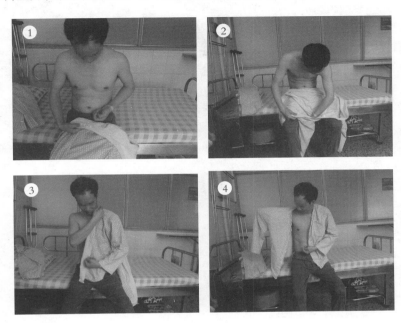

穿上衣

脱上衣时，先脱健侧，后脱患侧。脱套头衫时，用健侧手向后上方拉衣领后方，退出头部，再退出双肩双手。

（2）穿脱裤子

穿裤子：将患腿交叉置于健腿上，先穿患腿，再穿健腿，再将裤子提至腰部，最后系裤带、拉拉链。①患者坐位，健手置于腘窝处，将患侧下肢抬起置于健侧膝关节上方。②用健侧手先穿患侧裤腿，尽量上提。然后将患肢放回原处。③患侧全脚掌着地，再穿健侧，最后起立整理。

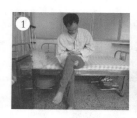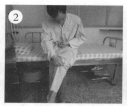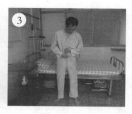

穿裤子

脱裤子时，与上面动作顺序相反，先脱健侧，再脱患侧。

3.

中风患者上下楼梯
比较困难，应如何训练

患者上楼梯时要防止患侧骨盆上提，下楼梯时要防止患侧膝关节过伸。

上楼梯：①用健足上第一个台阶。患者先把重心转移至患腿上，然后用健足上第一台阶，健腿向前迈时，治疗者应帮助患膝向前下方运动。②用患足上第二个台阶。患者把重心前移至健腿上，为了克服患腿开始迈步时的伸肌痉挛，治疗者可用手放在胫骨前面帮助患腿屈髋屈膝并将患足带至第二台阶，同时防止患者用力上提骨盆。

下楼梯：①用健足下第一个台阶。健腿迈向下一台阶时，治疗者要协助患膝向前充分屈曲。②用患足下第二个台阶。患腿迈向下一台阶时，治疗者应协助骨盆向前运动，同时防止患腿内收，当患足在台阶上时，治疗者应帮助患者重心前移而避免膝过伸。

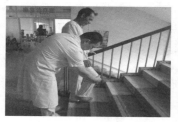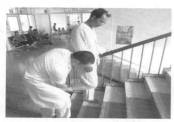

上楼梯

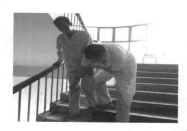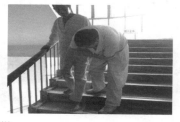

下楼梯

Question

4.

中风患者出现肩关节
半脱位怎么办

中风患者常常会出现肩峰下方明显凹陷、肩关节疼痛及肩关节活动范围明显减小的情况，这是肩关节出现半脱位了。肩关节半脱位是中风常见的并发症。有文献表明：国外中风患者肩关节半脱位的发病率为23%～60%，国内发病率为78.3%，高于国外。这与我国早期康复普及率不高、认知程度不够有关，应引起我们足够的重视，做到早预防、早发现、早治疗。

（1）肩关节半脱位的原因

◎解剖结构的不稳定性。中风早期，肩关节周围肌肉张力下降，关节囊松弛，肩关节失去正常的锁定机制，故而会出现肩关节半脱位。

◎肩关节固定机构起不到固定作用。中风后，患者肩胛骨下沉、下旋，前锯肌和斜方肌上部不能维持肩胛骨于正常位置，所以肩关节易发生半脱位。

◎肌肉的反射消失。中风患者患侧肩关节会丧失从相关肌肉的反射及随意活动得到的支持，因此患者卧床体位不当或他人不适当地牵拉上肢，以及直立位时患侧上肢自身的重力牵拉，均可造成肩关节半脱位。

（2）肩关节半脱位的特征

肩峰下缘凹陷、三角肌塌陷，呈方肩畸形；肩胛带下降，肩胛骨下角比健侧低，肩关节腔向下倾斜；患侧肩胛骨呈翼状。

（3）肩关节半脱位的预防

◎良肢位摆放。仰卧位时，患侧肩胛骨下垫枕，使其处于前伸位，肘关节伸展，前臂旋后，腕关节和手指伸展；患侧卧位时，患侧肩前伸，前屈，伸肘，前臂旋后；健侧卧位时，患侧肩和上肢充分前伸，肘关节伸展；坐位时，在患肢前方放置一平桌，将患肢托起，避免自然下垂。

◎在日常治疗及生活中注意保护肩关节。无论是在治疗活动中，还是在摆放体位、在床上移动或转移到轮椅上时，都必须避免引起疼痛。要始终牢记加强对患肩的保护，千万不可牵拉患侧上肢，以防加重脱位，造成肩痛，增加治疗难度。

◎目前多主张使用安置在轮椅上的支撑台并采取良好的放置姿势。对各种吊带的使用争议较大，不仅吊带的有效性值得怀疑，而且吊带还可能有不利影响，如加重痉挛、导致关节挛缩等。

（4）肩关节半脱位的康复治疗

◎按照肩关节肩胛骨的正确位置及肱骨头在肩关节腔内的位置进行纠正，恢复肩部的固定机制。

◎通过逐步增加刺激强度，直接促进与肩关节固定有关的肌群的活动。具体方法包括：患上肢的负重训练，拍打肱骨头，诱发肘的牵拉反射，同时对肩关节进行挤压，快速摩擦患肩，或以冰块刺激。

◎在不损伤肩关节及周围组织的条件下，做被动无痛性全关节活动。被动活动肩关节时，弛缓期活动范围要控制在正常活动范围的50%，随着肌力的增加，关节活动度可增加。在被动活动患侧臂时，要保证肱骨头在盂肱关节中的正确位置。

◎降低神经系统张力，促进上肢近端的控制能力，抑制远端痉挛。通过易化技术中叩击、拍打、牵拉、伸展及姿势调整等方法，可以逐渐增加上肢近端的控制能力，降低肌张力，抑制痉挛，改善肩部神经结构，恢复其伸展性。

◎贴扎技术。贴扎技术是将肌内效胶布贴于体表以达到增进或保护肌肉骨骼系统、促进运动功能的非侵入性治疗技术，常用于各类运动损伤的处理，现已广泛延伸到神经康复领域。贴扎治疗配合运动治疗可促进肩部主动运动的诱发，促进棘上肌与三角肌对手臂的支持，改善肩关节半脱位。

5.
中风后出现肩痛怎么办

70岁的李老伯因为中风在医院进行康复治疗，可是前段时间偏瘫侧肩关节突然出现疼痛，不能入睡，手也没肿、肩关节也没有脱位，医生说是中风后的并发症——肩痛。

（1）为什么会发生肩痛？

肩痛是中风患者常见的并发症之一，可以发生在早期，也可以发生在中后期，通常发生在中风后两三个月。肩痛有很多原因，多与中风后肩部关节软组织结构稳定性改变，导致肩受伤并发生各类炎性反应相关。如双手做高过头的肩关节运动，会造成过度的肩部屈曲外展，损伤局部关节囊和韧带而引起肩痛。日常生活及治疗过程中的拖曳压迫、不适当的肩关节运动等都容易引起损伤及炎症，如粘连性关节囊炎、滑囊炎、肌腱炎、肩外伤、肩轴撕裂及异位骨化等，从而出现肩痛。

（2）如何预防肩痛?

中风后发生肩痛会导致患者情绪低落，影响睡眠和休息，进而影响康复训练，疼痛会抑制肌肉活动，加重主动运动困难。这种恶性循环会阻碍偏瘫侧肩功能的恢复，限制拐杖或轮椅的使用，肩痛还会限制运动功能的改善，降低患者日常生活能力，所以我们需要注意避免引起肩痛的因素。

◎维持正确体位姿势。具体要求同肩关节半脱位的良肢位摆放。

◎加强日常保护，使用正确的训练方法。在上肢活动或治疗之前，要特别注意进行肩胛骨的放松，可应用躯干旋转抑制肢体的痉挛，并鼓励患者坚持进行上肢自我功能锻炼。

（3）中风后肩痛的治疗

◎体位摆放。良肢位摆放是对中风后肩痛进行各种治疗的前提。通过良肢位摆放，可改善痉挛，防止肩痛恶化并保证其他治疗取得效果。

◎改善肩胛骨活动范围。通过博巴斯技术（Bobath疗法）、关节松动、肩部牵拉、肩部抗阻等各种主动及被动训练增加肩关节的活动范围，可逐步改善肩痛的症状。

◎物理因子治疗。功能电刺激有治疗和预防肩痛的作用，可提高肩关节无痛性活动范围，减轻疼痛，早期治疗效果好，后期治疗效果差。水疗、冷疗、电疗都可减轻肩痛。

◎传统康复治疗。推拿、针刺、艾灸对肩痛有明确疗效，是治疗肩痛常用的一类方法，疗效与治疗者的能力相关，且病症程度不同，疗效也有差异。

◎药物治疗。肩部疼痛剧烈，影响日常生活及休息或治疗时，可适当使用一些非甾体类消炎止痛药或小剂量的中枢性镇痛药。对痉挛所致的中风后肩痛，可用 A 型肉毒毒素局部注射，以缓解疼痛。

温馨提示：中风后的肩部问题应以早期预防为主，做到早发现、早治疗，特别是发病 3 个月内是治疗的最佳时间，可阻止损害的进展。

6.

中风后如何预防
下肢深静脉血栓形成

在中风的康复治疗过程中，有的患者会出现偏瘫侧下肢肿胀、局部触痛或足背屈时疼痛，影响站立、行走及康复训练。通常这些情况是中风后的下肢深静脉血栓形成所致。下肢深静脉血栓形成主要是由于患侧下肢主动运动差、患者长期卧床或下肢下垂时间过长，肢体肌肉对静脉收缩的作用降低，使得下肢血流速度减慢、血液呈高凝状态，以及血管内皮破坏、血小板沉积而导致。深静脉血栓除少数能自行消融或局限于发生部位外，大部分会扩散至整个肢体的深静脉主干，还有一些患者可能并发肺栓塞，造成极为严重的后果，死亡率为 9%～50%，是中风后数周内非常严重的并发症。

下肢深静脉血栓形成的患者只有10%～17%有明显的症状。其在早期可以没有明显症状，很容易被忽视。

（1）如何早期诊断下肢深静脉血栓形成？

下肢深静脉血栓形成的主要表现：患侧下肢肿胀、疼痛、局部温度稍高，受累关节被动活动受限，严重者可出现发绀、肢体远端坏死。如果血栓脱落引起肺栓塞，患者可突发呼吸困难、胸闷、急性心力衰竭，危及生命。

因为下肢静脉系统存在着侧支循环，所以早期的血栓形成并不会妨碍静脉血的回流。只有当血栓蔓延到一定长度，堵塞侧支循环远端开口的时候，患者才会出现下肢肿胀等症状，这时发病时间往往已经超过数天。

虽然早期深静脉血栓形成没有明显的症状，但还是有一些蛛丝马迹的。譬如，挤压小腿肚子时深部出现疼痛往往提示小腿静脉血栓形成，这是深静脉血栓形成时周围组织发生无菌性炎症的缘故。同样道理，大腿根部压痛往往提示股静脉血栓形成。所以，患者下肢有挤压痛或碰撞痛时，需怀疑深静脉血栓，应尽早到医院抽血化验D-二聚体，行下肢深静脉彩超或者静脉造影等检查以明确诊断。这样，大部分的深静脉血栓就可以早期发现了。

（2）怎样预防下肢深静脉血栓形成？

◎早期运动。早期运动对防止深静脉血栓形成非常重要。有资料表明，每天步行至少15米可使中风后深静脉血栓形成的发生率明显下降。

◎药物预防。只要患者没有出血倾向或凝血功能方面的问题，一般首选抗凝治疗。肝素和低分子肝素都能预防中风后深静脉血栓形成和肺栓塞，其中低分子肝素能有效预防深静脉血栓而且使用方便（通常每天使用一次），但老年人和肾功能不全的患者需慎重使用。需要注意的是在缺血性中风发病后几星期内进行抗凝治疗可增加出血危险。

◎气压循环治疗。可每天用间歇性充气泵气压循环治疗两次，每次 15 ～ 20 分钟。

◎穿弹力袜。使用长及大腿的分级弹力袜，也能减少下肢深静脉血栓形成的发生率。

●（3）下肢深静脉血栓形成该如何护理？

◎急性期时应卧床休息，并抬高患肢 15° ～ 30°，以利于下肢静脉回流，减轻水肿。

◎保护患肢，避免受凉、碰撞，严禁患肢推拿，翻身时动作不宜过大。

◎高维生素、高蛋白、低脂饮食，保持大便通畅，避免用力大便，以免腹压突然增高致血栓脱落。

◎应密切观察患者有无胸闷、胸痛、呼吸困难、窒息感、咳嗽、咯血，一旦出现上述情况，应考虑肺栓塞的可能，及时唤医生处理。

◎患肢锻炼。患者取平卧位，抬高患肢约 45°，保持 2 ～ 3 分钟，然后将患肢沿床边下垂 3 ～ 5 分钟，再放平 2 ～ 3 分钟，同时进行踝部和足趾的活动，此为 1 回。每天锻炼数次，每次 5 ～ 6 回，以便更好地恢复患肢机能。

温馨提示：建议所有中风患者，一旦医生允许即可开始活动（包括在床上移动、坐起、站立，甚至行走），以有效减少中风后深静脉血栓形成的发生。

7.

中风后可出现哪些
高级脑功能障碍 ？

　　一旦发生中风，某些负责认知功能的脑区或神经环路受损，就会出现言语障碍、知觉障碍（失认、失用、单侧忽略）、记忆障碍、注意障碍、执行障碍等高级脑功能问题，这些问题会严重影响患者识别事物、控制行为，以及进行人际交流、社会参与等的能力。这些高级脑功能障碍有的显而易见，有的则比较隐匿，不易被发现。若能早期发现这些高级脑功能障碍，尽早进行康复治疗，则可最大限度地恢复受损的脑功能。

（1）语言障碍

　　通过患者中风前后说话能力的对比，家属不

难发现其语言交流的异常。语言障碍主要包括以下几个方面。

语言流畅度异常：正常人应该每分钟说出100个左右的汉字，低于50字为非流畅性口语。

韵律异常：说话时声音的轻重、快慢、高低和节律等出现异常。

找词错误：例如将"兔"说成"土"，严重者还会说出不存在的、无意义的词来。

语法障碍：一种情况是指语法缺失，患者说出的话只是词的堆积，缺少语法结构，比如"我去北京路买衣服"这句话，患者表达出来的可能就是"我—路—衣服"。还有一种情况比较严重，患者说出的句子几乎全是无意义的杂、乱、奇语言，根本无法听懂含义。

听理解障碍：也就是平常所说的"答非所问"。患者不能听懂问话，也不能理解自己要表达的意思，如问"你吃饭了吗"，患者可能会回答"在家"。

复述困难：别人说出的词或句子，让患者重复说时，他不能说出或者说不完整。

命名困难：患者不能正确说出物体的名称。比如拿一把钥匙问患者："这是什么？"患者可能会表现为几种情况：一是根本不知道这是什么，没反应或乱说一句；二是虽然说不出来"钥匙"，但问他"这是干什么用的？"时，他能回答"这是开门用的"；三是当别人提醒说"钥——"时，患者很快就能说出"钥匙"。这几种情况都说明患者对物体的命名存在不同程度的障碍。

阅读障碍：患者在阅读的准确性、速度和理解力方面存在困难。可通过让患者朗读书报上的文字或执行写在纸上的指令，来判断患者对文字的朗读和理解能力。

书写障碍：患者在书写字词或用书面语表达信息、交流思想感情方面存在困难。可要求患者书写姓名、地址、系列数字或简要叙事，以及听写或抄写等，来判断其书写能力。

（2）失认

失认是指患者无视觉、听觉和躯体感觉障碍，在意识正常的情况下，不能经由某种感觉辨别出以往熟悉的事物。主要包括视觉失认、听觉失认、触觉失认。

视觉失认：即不能凭借视觉认出熟悉的物体、人物、面孔、颜色、空间场景等，或识别错误，如会把电视遥控器当成锤子、不认识自己的家人、不认识以前去过的地方。检查方法：可将常见的物体图片、家人的照片摆在一起，检查者说出名称，让患者挑出相应的图片或照片。

听觉失认：患者不能依靠听觉辨认或辨识不清以前所熟悉的事物，如不能识别出汽车声、门铃声。检查方法：用电脑或手机播放雷声、掌声、汽车喇叭声、鸟叫声等，让患者说出听到了什么声音。

触觉失认：患者不能通过触觉辨识以前所熟悉的物体。检查方法：让患者闭上眼睛，用手触摸常见的物体，如钥匙、勺子、钢笔等，让患者说出所摸物体的名称。

（3）单侧忽略

单侧忽略常发生在右脑损伤后，表现为患者对左侧空间的事物不注意、不关注、不予以反应。例如不注意左边放置的东西，甚至不注意站在左边正同他讲话的人，吃饭仅吃盘子右边的菜，左边身体有时会撞上左边门框，临摹一幅画会忽略或简化画的左半部分。这些都是由于忽略左侧视野所致。检查方法：①让患者用铅笔标出纸上长 20cm 直线的中点，若明显偏离中点（往往偏右），则可能有单侧忽略。②让患者临摹一个钟面、房子或花，如果右边画得很详细而左边画得很简单或没画，则有可能存在单侧忽略。

（4）失用

失用是指中风患者不能做已习得的、有目的或熟练的技巧性动作，且不是由于肢体瘫痪无力或震颤所致。失用很少被患者自己发现，也常被医生忽视。例如，患者可能没有加水就把水壶放在炉上烧，或者把水倒入杯内才放茶叶，或是不知道先要打开杯盖，再打开热水瓶塞倒水。有的患者表现为不能按照指令做特定的模仿动作，例如让患者做挥手再见的动作，患者无法完成，但有时患者在无意识的状态下反而能做出自发动作，如同医生告别时却能挥手再见。检查时可给予患者口头和书面命令，观察患者执行命令、模仿动作和实物演示能力等。可让患者先做简单的动作（如刷牙、拨电话号码、握笔写字等），再做复杂的动作（如穿衣服、划火柴、点香烟等）。

（5）执行功能障碍

如果患者额叶或与额叶相关的神经网络受损，则很可能导致执行功能障碍，主要表现：不能对一个行为做出计划，做事没有顺序，颠三倒四；启动一个动作很困难，不知道如何开始一件事；行动中出现错误不能及时纠正；不容易从一件事情转换到另一件事情上。检查方法：①让患者画一个钟面，画出数字 1 ~ 12，并标出时、分，如 2:45。②让患者用手连续在桌上做"石头、剪刀、布"的动作，看是否能够连续、流畅地完成三个动作的转换。

③观察患者按照说明书服药的过程，如服两种药物，一种吃 1 粒，另一种吃 2 粒，观察患者是否能够正确打开药瓶盖，倒出相应数量的药，并予以口服。如果患者不能正常完成（排除肢体瘫痪或理解问题）上述动作，则可能有执行功能障碍。

（6）记忆障碍

当大脑的记忆功能出现障碍时，表现为对刚刚发生的事情马上遗忘（短时记忆障碍），或不能回忆起较长时间以前经历过的事情（长时记忆障碍）。短时记忆障碍检查方法：从两位数开始，以每秒 1 个数的速度念出各个数字（如 2—6，7—3），然后让患者复述。位数逐渐增加至五位（如 5—2—9—1—7），能复述不少于五位数字的为正常。长时记忆检查方法：可以问患者"今天早上吃的什么？""你在哪里上的小学？"等问题，让患者回答。

（7）注意障碍

注意障碍表现为不能专注地从事某项活动，或者不能对有目的的活动之外环境中的事物进行加工。检查方法：①视跟踪。要求患者目光随小手电筒的光源做左、右、上、下的移动，每一方向记 1 分，正常为 4 分。②形态辨认。让患者临摹出垂线、圆形、正方形和 A 字形，每项记 1 分，正常为 4 分。③听跟踪。让患者闭眼，在其头的左、右、前、后及上方摇铃，要求患者指出摇铃的位置，每个位置记 1 分，少于 5 分为不正常。④听觉辨认。给患者播放一段有嗡嗡声、电话铃声、钟表声和号角声的录音，其中号角声出现 5 次，让患者听到号角声时举手，举手少于 5 次为不正常。

8.

中风后出现一侧
肢体疼痛是怎么回事

　　62岁的黎老伯半年前出现中风，经过治疗情况稳定，能自行完成吃饭、喝水、开门、行走等活动。现在家中每天坚持肢体功能锻炼。可是1周前感觉左半身持续烧灼样疼痛，到医院就诊，医生说黎老伯出现了中风后中枢性疼痛。

（1）什么是中风后中枢性疼痛？

　　中风后中枢性疼痛是由于中枢神经系统的病变或功能失调所引起的疼痛，发生率为2%～8%，其中50%为丘脑卒中引起，其余50%为其他部位的脑卒中引起。中枢性疼痛是一种表浅的、烧灼样、撕裂般或针刺样的感觉，通常因触摸、接触水或运动而加重。

（2）中风后中枢性疼痛有什么特点？

疼痛部位：中枢性疼痛难以定位，大多数疼痛是广泛分布的，疼痛部位由脑部病变位置决定。可为整个半侧躯体，或下半身，也可仅一只手，或手的桡侧或尺侧，或半个脸。

疼痛的性质：中枢性疼痛的性质是不固定的，可以呈任何性质，而不总是烧灼性或触痛性，可如束带紧箍感、隐痛、撕裂痛、短暂性刀割样或电击样痛等，或上述痛感交替出现。

疼痛的强度：疼痛强度从低到极高不等，患者之间的变异很大。随着患者情绪的波动，疼痛程度起伏明显。伴随疼痛的情感色彩较重，以致常被误认为是纯粹的心理问题。

疼痛发作时间：中枢性疼痛可在中风后立即出现，或延迟2～3年。大多数中枢性疼痛是持续存在的，没有无痛间隔。

（3）中风后中枢性疼痛的治疗

经颅电刺激治疗：有研究发现脑电活动与慢性疼痛是相关的，低频电刺激可改善脑电活动，从而使疼痛得到一定程度的缓解。

去除疼痛加重的因素：皮肤刺激（如触、压、温热或冷）、身体运动、内脏刺激、神经和情绪的改变等因素对部分患者可诱发或加剧中枢性疼痛，患者要避免接触这些因素。

药物疗法：使用小剂量的中枢性镇痛药如阿米替林、卡马西平、拉莫三嗪及抗痉挛药，可能对中枢性疼痛的治疗有帮助。

综合疗法：采用针刺、心理支持、推拿、物理因子治疗等综合疗法治疗中风后中枢性疼痛也可取得疗效，在一定程度上缓解疼痛，提高患者的生活质量。

手术治疗：手术治疗不是首选，只有当上述各种方法实施后，仍不能达到有效镇痛，且疼痛成为患者难以忍受的主要症状，并严重影响患者的生活质量时，手术才作为最后一个考虑使用的治疗手段。手术方式是将电极植于丘脑腹后核进行刺激，或以其他方式对丘脑腹后核进行毁损性治疗，以破坏痛觉通路或异常自发性激动源。

（4）中风后中枢性疼痛的预后

中枢性疼痛的病理变化是一个非常复杂的过程，由于病理机制不明确，所以目前尚缺乏效果明确的治疗方法。

部分中枢性疼痛有可逆性，但大部分中枢性疼痛只能通过治疗减轻或缓解疼痛，难以消除疼痛。

第四部分

护理篇

1.

中风患者如何防跌倒

　　70岁的王大爷半年前因中风住院，经过治疗后出院，但双下肢活动仍不够灵活，特别是脚总抬不起来，步行姿势异常，行走费力。一个月前在家里不小心滑倒了，导致髋关节骨折，再次中风，需要长时间卧床休息，而长时间卧床则可能会导致肺部感染、血栓，甚至危及生命。因此，家有老年中风患者，一定要重视防滑、防跌倒的问题，可以从生活中的一些小细节做起，降低跌倒的概率。

（1）重视老人跌倒，关注环境细节

　　中风患者一般年老体弱，有些患者虽然能下

床活动，但反应迟钝、行动缓慢、步态不稳、平衡功能下降，并且长期服用各种药物，血压、认知能力等都会受到一定的影响，容易出现肢体麻木、四肢乏力等不良反应，身体易出现不协调现象，因此也容易跌倒。家庭成员需要提高防范意识，重视预防老人跌倒。照护者应该特别关注以往有跌倒史、自主活动受限、服用镇静剂、视力下降、排尿排便频繁者，而久病下床及随时有晕厥可能的患者，更是需要照护者随时在身边，以防意外发生。

环境是引起中风患者跌倒的重要因素，有研究表明，中风患者发生跌倒的原因有 51% 与环境因素有关。因此中风患者日常活动锻炼的场所需要特别注意以下几点。

◎居住房间宜宽敞、明亮、通风，尽量减少房间内可活动的家具。使用家电时，要注意导线不要拖放在地面上，保持通道无障碍物，方便患者通过。

◎常用的物品放在患者容易拿取的位置，如水杯、毛巾、牙刷等，都尽量放在患者伸手可及的地方，而不是放在那些需要深弯腰或踮脚才能拿到的地方。

◎卫生间干湿分区，避免地面湿滑，一般不建议患者使用浴缸，可采用专用的淋浴椅或凳进行淋浴，并在淋浴处和坐便器旁安装扶手以保安全。

◎在鞋柜旁安设一张专门的换鞋凳，以供患者换鞋时用，并将患者的鞋子放在方便拿取的位置。

◎患者使用的座椅宜用带扶手的靠背椅，高度以患者坐位时膝关节屈曲 90°、足底刚好着地为宜。

（2）谨记起床"三部曲"

中风后患者如果起床动作过于迅猛，体位突然改变，会导致脑供血不足，血压急剧下降，引起眩晕而诱发跌倒。起床"三部曲"可起到缓冲作用，使机体对血压和心率有个调节的适应过程，从而达到预防跌倒的目的。起床"三部曲"的具体做法如下。

第一步：平躺30秒。患者睡醒睁开眼睛后需继续躺30秒，在这30秒内患者可以安静平躺，也可以活动活动手指，还可以转动一下自己的双眼，前提是身体平躺于床上。通过这个方式可以使身体从睡眠中苏醒过来，同时也能保持大脑的清醒，避免头晕、头部昏沉引起的不适和困乏感。

第二步：坐30秒。患者平躺30秒后需在床上坐30秒，缓慢抬高上肢使大脑逐步适应体位的改变，避免突然抬高上身引起大脑缺血而导致头晕和不适。同时上身坐起后患者可以做一些简单的肢体运动，从而起到活络筋骨和醒神的作用，使身体逐步适应大幅度的动作。

第三步：站30秒。患者坐30秒后可缓慢移到床边，然后在床边站30秒，移到床边的动作宜缓慢并注意身体的平衡，刚开始站在床边时需手扶床栏，然后在保持身体平衡的前提下逐步放手站于床边。整个过程必须在可随手扶床栏保证自身安全的情况下进行。

（3）掌握防跌小窍门

提高自我认识：中风患者要了解自己的身体情况，量力而行，如果在行走时出现头晕、下肢无力和不能移动时，应立即原地坐下、蹲下或靠墙，呼叫他人帮助。

配个"隐蔽"拐杖：中风患者在走路时如果能挂个拐杖可大大增加稳定性，降低跌倒的风险。如不愿意用拐杖，可选择功能性强、有隐蔽性的拐杖，如长柄伞。还可用自带一个折叠凳的拐杖，携带轻便，随时可以坐下来休息。

熟悉用药知识：中风患者通常会服用多种药物，因此要熟悉用药知识，减少用药产生的副作用。例如：服用安眠药前，最好完成洗漱、如厕等；利尿药最好在早上服用；在服用降压药或降糖药初期，应每天定时测量血压及血糖，以避免血压过低、血糖过低等问题。

选择合适衣着：中风患者的衣服要舒适，尽量穿合身、宽松、容易穿脱的衣服，尤其是裤子，裤腿下缘不能超过踝关节。鞋子可选择有防滑功能的，鞋底要有一定的硬度，不能太软，大小要合脚，特别要注意鞋的脚尖部分不可太长。要及时检查鞋底，对于鞋底已经过度磨损的鞋应淘汰。家中的厨房和洗手间是滑倒的高发区域，在家中穿的拖鞋也要有防滑功能。

（4）陪护者六注意

第一，不要让患者独处、单独活动或离开你的视线。

第二，患者从床上坐起时、从椅子上站起时、如厕坐下时最易跌倒，需给予帮助或扶持。

第三，有事需短暂外出时，需要先协助患者完成大小便，将电话放在患者伸手可及处。

第四，协助患者沐浴、如厕时，务必将用品备齐，避免让患者独自四处寻找。

第五，对于行动不便但又不习惯在床上大小便的患者，可在床边安放坐便器，避免患者来回走动；

第六，换班时需主动交接注意事项。

2.
中风患者的
良肢位如何摆放

　　大部分中风患者在急性期时，患侧肢体呈弛缓状态。急性期过后，逐渐进入痉挛阶段，这个阶段,患侧上肢以屈肌痉挛占优势,患侧下肢以伸肌痉挛占优势。长时间的痉挛会造成关节挛缩、关节半脱位和关节周围软组织损伤等并发症。而早期实施良肢位摆放可有效预防各种并发症的发生，为后期康复打下良好的基础。中风患者的良肢位摆放包括患侧卧位、健侧卧位、仰卧位、床上坐位。

　　患侧卧位、健侧卧位、仰卧位的良肢位摆放在本书的第三部分已经介绍过，下面主要介绍床上坐位。

如病情允许，应鼓励患者尽早在床上坐起。但是床上坐位难以使患者的躯干保持端正，容易出现半坐卧位姿势，助长躯干的屈曲，激化下肢的伸肌痉挛，因此在无支持的情况下应尽量避免这种体位。

　　取床上坐位时，患者背后可给予多个软枕垫实，使脊柱伸展，达到直立坐位的姿势，头部无须支持固定，以利于患者主动控制头的活动。患侧上肢抬高，肘及前臂下垫软枕，将患侧上肢放在软枕上。有条件的可给予一个横过床的可调节桌子，桌上放一软枕，让患者的上肢放在上面。髋关节屈曲近 90°。

3.

中风患者居家护理
要注意些什么

前段时间，65 岁的刘阿姨因为中风，在医院经过急性期、恢复期的系统治疗后，仍然有一部分肢体存在功能障碍。像她这样的患者，在结束康复治疗后，回到家里有哪些注意事项呢？

◎对于中风后的康复，不管是患者本人还是家属，都不要轻言放弃，要积极乐观，遵从医嘱坚持进行康复治疗。根据出院时医生提供的康复方案，家属要协助患者继续锻炼，在进行站立或行走练习时尽量站在患者的患侧，以防其跌倒。要避免用力拉患者的患侧上肢，以免导致肩关节半脱位。还要定期回医院复诊，了解练习方案是否需要调整。

◎由于中风偏瘫的患者恢复期较长，生活上又不能自理且语言表达障碍，因此易产生焦虑不安、情绪低落、悲观失望的心理，除了患者本身要调整心态、克服焦急情绪外，家属也要多体谅患者，积极开导、安慰、鼓励患者。在日常生活及训练中避免使用负面词语，比如"你怎么这么笨"，尽量让患者保持心情舒畅，重建积极的人生观。同时应最大限度地满足患者的需要，根据病情安排多样化的生活内容，如看电视、进行户外活动、听广播等，以分散患者对疾病的注意力，使其感受到生活的乐趣。

◎家属不要万事包办。有些患者在经过训练后是可以独立完成穿衣、进食、洗漱等日常行为的，但由于动作较慢，家属出于照顾患者的好心而全部代劳，这种"照顾"是不可取的。让患者尽可能独立完成自己力所能及的事情是一种锻炼方式，也能让患者在这个过程中感受到生活自理的成就感，有助于患者心理康复，回归家庭与社会。

◎对于卧床的患者，由于肢体活动受限，容易引起压疮，因此要注意定时给患者翻身，每2～4小时一次。建议给患者使用气垫床。对于大小便失禁的患者，要保持皮肤和被褥清洁干燥，及时更换尿湿的尿片，每次更换尿片应及时用温水清洗，不建议长期用湿纸巾擦拭代替清洗，因湿纸巾含酒精，会破坏皮肤表层保护物质。

◎对于有肢体功能障碍的患者，应注意安全，防止坠床和跌倒。在天气寒冷的时候，避免使用热水袋给患者保暖，因为大多数患者感觉迟钝，使用热水袋容易烫伤，而且烫伤了也感觉不到，给后续的护理及治疗带来不必要的麻烦。

4.

如何正确给中风
患者喂食

?

喂食不当，会导致误吸。误吸是指异物进入呼吸道，异物包括唾液、胃内容物、分泌物、食物及其他液体等。误吸可以毫无征兆地发生，也可以有先兆，但50% ~ 70%的患者是在无征兆的情况下发生的。中风患者多伴有吞咽功能障碍，所以更易在进食过程中发生误吸。误吸除可致呛咳外，还可引发急性支气管炎、慢性咳嗽、哮喘、完全性或不完全性气道梗阻，严重者可直接引起窒息甚至死亡。所以防止患者误吸，应从正确喂食开始。

（1）食物的选择与调配

要选择容易吞咽的食物，如密度均匀、黏性适当、不易发生误吸的食物，包括糊状食物、泥状食物、稠浆状食物及浓流质等。可将固体食物改成泥状或糊状，在稀液体内加入增稠剂以增加黏度。泥状或糊状食物质地柔软，可降低吞咽难度；稀液体黏度增加后可减少误吸，并能更好地保证营养的摄入及吸收。

（2）食物形态的选择

对于经口进食的食物形态应避免：①入口易黏的食物，如糯米糕、汤圆、蛋卷、红薯。②松脆易产生渣屑的食物，如饼干、干蛋糕。③需费力咀嚼的食物，如大块的肉、花生、坚果。④有骨的食物。⑤混合质地的食物，如汤泡饭、稀碎肉粥。

（3）进食餐具的选择

汤匙的选择：应选择柄长且粗、匙面小的汤匙，大约 5mL 容量。

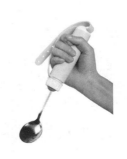

杯子的选择：宜选用杯口较浅、不会接触到患者鼻部的杯子，患者使用时不需过度仰头，可避免误吸。

（4）进食的体位

能坐起来的患者，尽量坐着进食；不能坐起来的患者，一般采用至少 30° 仰卧位，头部稍前屈，以健侧吞咽，切忌平躺位进食；咽时避免仰头，采用低头姿势吞咽。

（5）正确的喂食技巧

◎喂食时，态度要和蔼可亲、不急不躁。

◎控制进食速度与每口进食的量。要叮嘱患者吞咽每口食物时细嚼慢咽，吞咽结束后再进行下一口食物的进食。每口进食的量不宜过多，出现恶心、呕吐等反应时，要暂停进食。

◎保持进食时环境安静，避免分散患者的注意力，避免在进食时与其交谈。

◎患者进食后不要立即平卧休息，应保持坐位或半卧位30分钟以上，以避免胃内容物反流。

◎对于有吞咽障碍的患者，应避免进食流质及干硬食物，因流质食物易引起呛咳、误吸，而干硬食物则难以吞咽。食物应以半流质为宜，如蛋羹、粥类、菜泥等，必要时，可使用食物增稠剂让食物减慢流速，安全通过咽喉，减少误吸。

◎注意食物应温热适宜、色香味俱佳，以增进食欲，促进吞咽反射。

◎患者进食后，需进行口腔清洁，减少食物与唾液的误吸。吞咽功能较好、认知功能良好的患者可通过漱口、刷牙或者清洗义齿的方法来清洁；吞咽功能差、口腔环境较差、痰液较多的患者则可选用抽吸式牙刷来清洁口腔。

◎对吞咽困难的患者还应及时进行咽下训练，加强舌和咀嚼肌的推拿与运动，如进行伸舌、吹气、屏气动作的训练，以提高咽下反射的灵活性。

◎对于留置胃管鼻饲的患者，喂食前必须确定胃管置于胃内，鼻饲时将患者床头抬高30°左右，每次鼻饲量不超过200mL，食物温度为38 ~ 40℃，两次喂食之间至少间隔2小时。

◎一旦发生误吸，要立即通知医护人员进行施救。

5.

中风患者
如何预防压疮

压疮俗称褥疮，又叫压力性损伤，是由于局部组织长时间受压，发生持续性缺血、缺氧、营养不良而致组织溃疡坏死。中风患者尤其容易发生。对于压疮，预防远胜于治疗。压疮的形成与压力、摩擦力、剪切力有关。压力、摩擦力在患者的生活中随处可见：换尿布、擦身、擦脸时的力度不当，换床单时轻轻地一拉，都有可能造成摩擦力过大进而出现压疮。所以压疮的预防重点是以下3点。

（1）经常变换体位（翻身），减少压迫

翻身是预防压疮最简单有效的方法。照护者

至少应每2小时为患者更换一次体位，在床上放置气垫床并在骨隆突处放置软枕等支撑物，可减少局部受压。患者宜采用30°倾斜侧卧位（右侧卧、仰卧、左侧卧交替进行），避免90°侧卧位或半坐卧位等可使压力加大的躺卧姿势。卧床患者床头抬高角度应小于30°，以免身体下滑形成的剪切力损伤皮肤（除非病情需要，或出于进食、消化因素考虑）。翻身时，应先将身体抬起，再挪动位置，避免拖、拉、推等动作，以防皮肤损伤。

我们常说："如果患者能站起来，压疮愈合的希望就会大大增加。"这体现了减少压迫在压疮防治中的重要性。因此，只要病情允许，就应该让患者尽早下床活动，若患者不能站立，可采取"骑跨坐"的姿势，即患者面向椅子的靠背，两腿分开，跨坐在椅子上。这样，可以减轻骶尾部和大腿外侧大转子受到的压力。若病情不允许，就只能为卧床患者定时翻身，以减少局部压迫。

（2）出现血疱或水疱时立刻就诊

皮肤的真皮层较坚韧，往往皮下脂肪已经坏死、肌肉组织已开始腐烂，而皮肤仍可保持完好，或只出现轻微的水疱、红斑等症状。所以长期卧床的患者，一旦受压部位出现血疱或水疱，或者按压后皮肤颜色长时间不能恢复，就表明皮下组织已经受损，需要及时就诊，接受治疗。在日常生活中，特别是家里有长期卧床的老人时，我们一定要注意这一点。

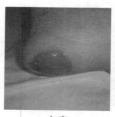
血疱

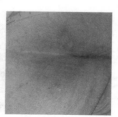
水疱

营养不良会加快压疮的发展，长期卧床的患者很容易因食欲下降而出现营养不良，对于能经口进食的患者，应根据其营养需求，给予营养丰富且易消化的食物，以保证营养，促进压疮的愈合。要鼓励患者多摄入水果、蔬菜、全谷物、瘦肉、去刺鱼肉及鸡蛋等。

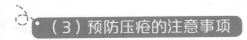

（3）预防压疮的注意事项

🩺 不涂凡士林等油性剂

油性剂会导致透气不良，使皮肤的水分蒸发量远低于正常皮肤的水分蒸发量，皮肤浸渍而易发生压疮。

🩺 不推拿

有研究表明，推拿受伤的皮肤可加重损伤，甚至造成皮肤破溃。推拿可用于皮肤无发红、无损伤的部位。

🩺 不使用环状物作为减压装置

有报道因使用气圈而导致压疮者。使用气圈、O形垫、U形垫保护易受压部位时，会影响中心区皮肤的血液循环，反而使中心区呈瘀血状态。而且上述圈垫不透气，妨碍汗液蒸发，对压疮有害无益，特别是有水肿和肥胖者更不能使用。

🩺 不频繁过度清洁皮肤或使用爽身粉等粉剂

热水和酒精擦拭皮肤会去掉皮肤外层的保护性角化组织，加速压疮的易感性。清洗皮肤建议采用弱酸性或中性肥皂或浴液。出汗多时或容易潮湿的部位，清洁后拍爽身粉等粉剂容易堵塞毛孔，妨碍汗液排泄，容易导致压疮。

不使用烤灯、吹风机、氧气吹等干燥皮肤和伤口

皮肤和伤口处的角质层保持足够水分有助于防止机械性损伤，使用烤灯、吹风机、氧气吹等使皮肤和伤口干燥的方法削弱了皮肤屏障，增加了压疮的易感性。国外很早就提出了伤口湿性愈合的理论，湿性愈合的优点有：有利于坏死组织和纤维蛋白的溶解；可保持、促进多种生物活性因子的释放；有利于细胞增殖分化，加速肉芽组织的形成；不增加伤口感染的危险；敷料不会与新生肉芽组织粘连，从而减轻疼痛；避免更换敷料时的机械性损伤。

不在伤口处使用红药水、紫药水和抗生素

红药水消毒作用弱，而且含汞，大面积使用可造成汞中毒。紫药水虽然刺激性小，消毒作用较好，但使用后容易在伤口表面形成痂膜，造成坏死组织的脓液、渗出液引流不畅，而向深部扩散，加重感染。且以上两种药水颜色较深，使用后影响视野，导致医生不能分清创面损伤的真正程度，使处理伤口的难度增大。伤口周围皮肤消毒可以用消毒剂。伤口局部使用抗生素达不到抗菌效果，反而易引起耐药性和接触性过敏反应，抗生素对伤口还有刺激性，因此不提倡局部使用抗生素，特别是注射用抗生素应禁止使用。

许多民间疗法仍然保留着"伤口干比湿好"的错误观念，选用药物多具有烧灼腐蚀性，加以艾灸、炙烤等治疗措施，不仅会伤及真皮、血管等深层组织，还会封闭伤口，使创面得不到充分的氧供，内在脓液、渗出液也无法顺利排出，反复刺激伤口导致

迁延不愈。

另外，如果中风患者继发皮肤破损（烫伤、糖尿病足、痛风溃疡）怎么办？因中风患者不能及时感知并去除致伤因素，所以外伤时组织损害往往更加严重。部分患者合并有糖尿病或尿酸增高，全身的免疫机能下降。高血糖可引起外周神经病变，造成肢体麻木或感觉迟钝，细菌在高糖环境下也更易增殖生长，炎症可导致血管阻塞，造成伤口组织血供不畅，愈合进程受阻，故发生皮肤破损应及时到正规医院就医。

（4）压疮病案

黄×，男，60岁，因中风后卧床不能自理2年。1个月前腰骶部皮肤出现如黄豆大小的破损，家人用紫药水外涂、磺胺结晶粉及中药外用，效果不见好转反而面积扩大并出现异味，入暨南大学附属顺德医院伤口专科治疗。原来黄×发生了压疮。

家属开始以为那只是一个小小的伤口，而当看到我们将伤口清理干净，那又深又大的创面总会让她们很内疚自责，不断在说要是平时多注意就好了！要是早点来医院就好了！临床上我们常用"烂苹果理论"来比喻压疮：一个烂苹果，表皮只有部分颜色发暗，但是切开来，内部却已经大面积腐烂。因此，中风患者的小伤口绝不能忽视，应及时就医。

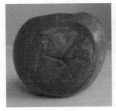
烂苹果切开前

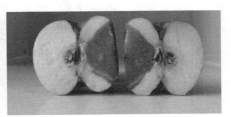
烂苹果切开后

6.

中风患者应如何
挑选及使用轮椅

　　大部分中风偏瘫的患者在经过正规的专业康复治疗后，基本上都能实现生活上的自理，也可以进行短距离的行走。但如果要长时间在外行动，偏瘫患者还是需要使用轮椅。

（1）轮椅的分类

　　轮椅有多种类型，包括普通轮椅、单侧驱动轮椅、站立式轮椅、电动轮椅、躺式轮椅、竞赛用轮椅，以及专门截肢者用的轮椅（大轮位置偏后，以维持平衡）等。普通轮椅中还分为室内用的前轮大、后轮小的实心轮胎轮椅，室外用的充气轮胎轮椅等。

轮椅的主要参数

座位高度：测量腘窝到地面的高度，一般为 45～50cm。

座位宽度：测量坐位时两侧臀部最宽处的距离再加 5cm，一般为 40～46cm。

座位深度：测量臀部向后最突出处至小腿腓肠肌间的水平距离再减 5cm，一般为 41～43cm。

扶手高度：测量在上臂自然下垂、肘关节屈曲 90° 时肘下缘至椅面的距离再加 2.5cm，一般为 22.5～25cm。有坐垫者还就加上坐垫的高度。

靠背高度：低靠背的高度通常测量从椅面到腋窝的实际距离再减去 10cm，高靠背的高度是测量从椅面到肩部或后枕部的实际高度。

脚踏板高度：一般应与地面保持 5cm 的距离。如果是可以上下调节的脚板，可调到患者坐好后，使大腿远端稍抬起、不接触坐垫的高度。

轮椅全高：为从手推把上缘至地面的高度，一般为 93cm。

轮椅类型的选用

双上肢无力但手指可搬动小手把或按动电开关者，可选用电动轮椅；肩肘部有力而手的握力不够者，可将手轮加粗或选择带把手的手轮；力弱者可安装车闸延长杆；不能独立进出轮椅者，应选用能向两侧分开的脚踏板；双下肢完全瘫痪者，应选择带腿托和脚跟环的轮椅；不能维持稳定坐位者应加用安全带；在室内、城市街道使用时宜选用实心轮胎及直径较小的脚轮，在农村及路面差的环境中使用时宜选用充气轮胎及稍大的脚轮。

（3）轮椅的使用方法

使用前的检查与调试：①各紧固部件是否拧紧无松动。②各操作部件是否灵活可靠，轮椅打开、折叠是否顺利。③刹车装置是否灵活、有效、可靠。④脚踏板的开合是否灵活，打开后固定是否牢固。⑤四个车轮是否均着地，脚轮转动是否灵活，大车轮转动是否平稳、灵活，两侧用同样的肌力向前推动轮椅时能否直线前进。

轮椅中的坐姿与维持：一般要求患者坐在轮椅中保持躯干直立、两侧对称、安全舒适、功能最好的姿势。

减压训练：患者坐在轮椅上时，可用上肢支撑身体抬起臀部，或用一侧上肢支撑以减压，双侧轮流进行，一般每隔 20 分钟左右轮换 1 次。

平地驱动轮椅技术：①松开车闸，身体向后坐直，眼看前方。②双上肢上伸，稍屈肘，双手握紧手轮的后半部分，上身前倾的同时双上肢同时用力向前推动手轮并伸直肘关节。③当肘关节完全伸展后松开手轮，上肢自然放松，下垂于大轮的轴心位置。④重复上述动作，使轮椅直行。⑤行进时一只手驱动，另一只手固定手轮；或一只手驱动轮椅，用脚改变行进方向。用一只手固定一侧手轮，另一只手驱动另一侧手轮可在原地转向。

推轮椅上下坡道的方法：只要坡度合适，直接推患者上坡即可。如果坡度较大，在推轮椅下坡时应使轮椅背向运动方向，缓慢下坡。

（4）注意事项

应定期检查与保养轮椅，维持轮椅在正常状态。推动轮椅前应先看好路面情况，确认患者的手未放在车轮上，肘部未伸出扶手外，脚已放在踏板上，躯干不稳定者已系好安全带。在推动轮椅的过程中要眼看前方，随时观察周围环境，不可快速推动轮椅进行嬉闹，避免脚轮方向与大车轮垂直。推动折叠的轮椅或在不平的地面推轮椅时应抬起脚轮。抬起脚轮时用脚踩倾倒杆，同时双手压手推把，以防倾倒杆折断。在不使用轮椅时应把车闸打开。为便于轮椅出入，应在台阶处修建防滑坡道，侧面安装扶手。

7.

中风患者有吞咽障碍时如何进行护理

吞咽障碍是老年中风患者常见的并发症。由于患者在中风早期存在不同程度的吞咽障碍，进食困难，若得不到及时有效的康复护理，患者可因吞咽障碍出现误吸，发生吸入性肺炎，严重者可因窒息而危及生命。因此，在中风早期有计划地根据病情对意识清楚的吞咽障碍患者进行吞咽功能训练，可改善摄食吞咽的功能，减少并发症的发生，使患者及时得到足够的营养补充，增强机体抵抗力，对疾病的康复有着重要的意义。

（1）基础训练

发音训练：由于吞咽障碍时咽喉反射是不随

意的，而发音和语言器官皆和咽下有关，因此可用语言进行康复训练。嘱患者先张口发"a"音，再口角向两边运动发"yi"音，然后发"wu"音。也可嘱患者缩唇然后发"f"音，像吹蜡烛、吹哨的嘴型。发音训练一般在晨起及午睡起床后进行，每次每音发3次，连续5～10次。通过张闭口动作可促进口唇肌肉运动。

舌部运动：嘱患者开口，将舌头向前伸出，然后做左右运动摆向口角，再用舌尖舔下唇后转舔上唇，最后向上按压硬腭部，每隔5分钟做一遍以上运动，每天3次，分别于上午、中午、下午进行。若患者不能自动进行舌部运动，可用压舌板或匙在舌部推拿，或嘱患者将舌伸出，用纱布轻轻把持舌进行上下左右运动。

脸、下颌及喉部运动：嘱患者微笑或皱眉，张口后闭上，然后鼓腮，使双颊部充满气体后轻轻吐气，如此反复进行，每天3次。也可帮助患者洗净手后嘱其做吮手指动作以收缩颊部、口轮匝肌肉。主动或被动地活动患者下颌，嘱患者做咀嚼动作，每天反复练习3次。喉部吞咽训练时，可将拇指和食指轻置于患者喉部适当位置，嘱患者反复做吞咽动作练习。

（2）进食训练

进食训练包括进食时患者的正确体位、食物的选择及综合训练等，目的是促进患者摄取足够的营养，使患者具备足够的体力，逐步恢复自行进食能力。

进食时的最佳体位：进食前应嘱患者放松精神，保持轻松、愉快的情绪，然后让患者坐直（坐不稳时可使用靠背架）或头稍前倾45°左右，这样可使食物由健侧咽部进入食道，或可将头部轻转向瘫痪侧90°，使健侧咽部扩大便于食物进入。

食物的选择：应根据患者饮食特点及吞咽障碍的程度，选择易被患者接受的食物，再配以鲜牛奶、蔬菜汁和果汁等。将食物做成冻状或糊状以便进食。

进食的协助：当患者开始进食时，可协助患者将食物放在口腔健侧，一般每次摄入食团以1汤匙大小为宜，放入食团后可用匙背轻压舌部一下，以刺激患者吞咽。每次放入小食团后，嘱患者反复吞咽数次，以使食物全部通过咽部，每咽下一口应清理口腔一次。在协助患者进食过程中，可适当给患者喝一口白开水，一般不用吸管，以免液体误入气管。为防止吞咽时食物误入气管，在进食时先嘱患者吸足气，吞咽前及吞咽时憋住气，这样可使声带闭合、封闭喉部后再吞咽。吞咽后咳嗽一下，将肺中气体排出，以喷出残留在咽喉部的食物残渣。对于因真性延髓麻痹而致口腔或咽部运动障碍，不能维持由口摄入足够水量与热量的患者，可以鼻饲，待进行吞咽功能训练有效后再行经口饮食训练。

心理护理：中风且有吞咽障碍的患者由于同时还存在不同程度的肢体瘫痪或失语、语言不清等，表达力差，加上年老体弱、唾液分泌减少、牙齿脱落等原因不能进食而易出现烦躁、易怒和抑郁情绪，有的甚至拒食，而吞咽障碍的康复又不是一朝一夕能够实现的。因此，在进行吞咽障碍功能训练和进食训练时，要创造一个清洁、安静、舒适的环境，同时还应针对患者的性格特点、文化程度和社会阅历等进行心理疏导。

8.
中风后患者情绪低落、
易哭或暴躁怎么办

陈老太，62岁，因右侧肢体偏瘫、言语含糊1个月入院，诊断为脑梗死。住院期间情绪时好时坏，常常不配合治疗，女儿劝她两句她就委屈地哭泣。女儿为此很焦急、烦恼。这种现象在临床工作中经常遇见，常会听到一些中风患者的家属抱怨患者中风前脾气很好，病后性情大变，易发火、爱哭、情绪低落、对任何事没兴趣、不配合治疗……

以上现象是中风后出现的一种情感障碍和心理障碍。中风发病急，患者往往对突如其来的功能障碍引起的日常生活困难难以接受。另外，患者多为老年人，而老年人因组织器官的功能降低，加之患脑血管病后肢体瘫痪、语言障碍等情况，其生活和交往能力受到的影响更大，易于发生情感障碍，出现一系列心理问题。

这种情感障碍在疾病的不同阶段，可出现不同的心理状态，概括来可表现为紧张焦虑、急躁易怒、恐惧、自卑孤独、悲观失望等。针对不同的心理状态，在医生指导和亲属的配合下，采取积极的心理护理，能取得满意的疗效。

（1）心理特征

紧张焦虑：中风起病急骤，症状明显。由于疾病来势突然，患者没有思想准备，因此会产生紧张焦虑心理。

急躁易怒：中风起病突然，病情严重，演变迅速，恢复缓慢，患者难免表现出急躁情绪。

恐惧：由于对各种检查不熟悉，对疾病的演变和转归不清楚，因此患者会产生恐惧心理。

自卑孤独：一些患者因疾病不能正常生活，因此会逐渐产生自卑心理，不愿与他人交流接触，孤独寂寞感日益加重。

悲观失望：患者病后多数留有后遗症，由于担心难以治愈，不能继续工作，给家庭、事业带来影响，因此会对前途感到无望，对生活感到悲观。

（2）护理措施

照护者应为患者创造安全、温馨、舒适的环境，使患者身心完全放松，安心养病。具体做法：患者住院期间，主动与其交流、沟通，说话和蔼亲切，无论患者预后如何，都应避免消极暗示，应让患者感到康复的希望。

作为家属，由于患者突然瘫痪在床，难免会产生不良情绪，因此家属要特别注意患者的思想活动，耐心细致地做好患者的思想工作，及时解除患者的各种顾虑和精神负担，使患者的情绪逐渐稳定下来，正确对待未来，树立战胜疾病的信心。患者的乐观情绪和家属的积极配合，对中风偏瘫患者的好转乃至痊愈，起着非常重要的作用。

要重视、丰富患者的精神生活。但对于患者以前喜爱但现在已无法参加的活动，如文艺演出、书法、绘画、体育比赛等，要尽量避免在患者面前提起。患者好转后可常带其到户外散心，也可帮助患者养花、喂鱼，为患者读书读报来调剂生活，亦可适当收看一些有趣的电视节目，如喜剧、相声、文艺晚会，但不要看时间过长。要避免让患者看球赛、内容恐怖或悲情的节目，以免引起患者情绪紧张、激动，导致失眠。

中风作为一种心身疾病，既需要身体上的康复，也需要心理方面的康复。所以，要对患者积极进行心理疏导，通过教育、暗示、心理分析、音乐、运动、放松等多种心理治疗方法，使患者树立康复信心，解除心理障碍，尽快接受早期的专业康复治疗，必要时需应用抗抑郁药物治疗。

Question

9.

中风患者大便
失禁怎么办

　　中风后发生直肠功能障碍是很常见的情况，
40% ~ 60% 的中风患者在急性住院期会出现大便
失禁，而 6 个月后会下降到 20%。年龄的增长、
中风的严重程度、并发糖尿病或其他的残障性疾
病都会增加中风后大便失禁的危险性。对于大便
问题的管理应被看作患者康复的一个基本组成部
分，因为它会严重妨碍其他功能的改善。

（1）大便失禁的护理用品

　　内置式卫生棉条：适用于大便呈稀糊状而量
相对较少的患者。使用方法：使用前清洁患者肛
周及会阴部皮肤，洗净双手，患者取左侧卧位。

打开卫生棉条包装,将棉条上的封条撕开,去除尾端的包装纸后将棉条线松开,拉直卫生棉条尾端棉线,用食指和拇指捏紧卫生棉条,左手分开患者臀部,露出肛门,右手食指将棉条缓慢推入肛门4～6cm,放置妥当后,将棉条尾端棉线置于肛门外。每1～2小时翻身检查1次,发现肛周有粪便污染或卫生棉条脱出即按照上述步骤给予更换,否则根据情况每4～8小时更换1次。内置式卫生棉条的优点:能够起到堵塞、吸收的作用,可减少大便次数,有效降低由于过度清洁肛周皮肤而增加的机械摩擦频率,从而减少皮肤破溃和因此引起的感染;放置容易且患者感觉舒适,体内保留时间长;使用方法简单。

一次性肛管:适用于大便呈稀水样而量多的患者。用20号粗肛管自肛门螺旋式缓慢插入18～20cm,另一端扎上塑料袋,用胶布在肛管处蝶形交叉后固定于左侧或右侧大腿内侧,根据排便量的多少随时更换塑料袋。一次性肛管的优点:可减少粪便对肛周皮肤的刺激;可及时观察大便的色、量、质的变化;可协助腹胀患者排气;价格低,取材方便,易操作。

（2）饮食护理

◎大便失禁患者的饮食需适量、定时,不暴饮暴食,使患者保持不饥不饱的状态。

◎饮食以低盐低脂为原则,食盐限制在每天3～5g。肥胖患者还应限制总热量和脂肪摄入量,脂肪每天不超过40g。

◎增加粗纤维的摄入,如麦麸、玉米、燕麦、芹菜、苦瓜等。粗纤维不会被机体吸收,但可增加粪便的体积,刺激肠蠕动,有助于恢复肠道功能,加强排便的规律性,有效改善大便失禁。

◎避免食用刺激性食物,忌烟酒及辛辣、肥腻、过甜的食物,少食动物脂肪，不食动物内脏。

◎部分患者由于吞咽功能下降，临床上应尽早给予肠内营养支持。有研究表明，禁食时间长，则肠内黏膜萎缩增加，由此造成的吸收不良会在肠内营养后导致腹泻产生。肠内营养要注意速度的控制，宜统一使用鼻胃管，速度从每小时 20 ～ 50mL 开始，根据患者的耐受程度逐步增加到每小时 80 ～ 100mL。总量应根据患者的体质、病情计算，约为每天 6280kJ。

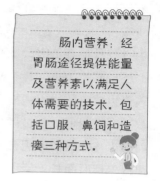

肠内营养：经胃肠途径提供能量及营养素以满足人体需要的技术。包括口服、鼻饲和造瘘三种方式。

（3）皮肤护理

会阴部、骶尾部的失禁性皮炎及压疮是大便失禁患者最常见的并发症，因此是皮肤护理的重点：①采用合适的护理用具和方法收集粪便，以减少粪便和过于频繁的擦洗对肛周皮肤的刺激。②使用合适的皮肤保护用品，如赛肤润、氧化锌软膏、造口粉等。③加强营养，减轻局部受压，变换体位，保持会阴部清洁干燥。

（4）心理护理

对大便失禁的护理不是一个简单的卫生问题。当患者经历了排便功能丧失后，经常有意志消沉、抑郁、孤僻、害怕被发现的心理，如不及时防治，则会使他们精神颓废，社会适应能力进一步退化。照护者应尽力帮助患者，及时处置大便失禁给患者造成的困窘，同时通过观察、谈话，疏导患者说出自己的痛苦、委屈及内心的不安，消除心里积郁，从而达到理想心态。

10.

中风患者出现尿潴留及尿失禁怎么办

病案：患者王某，男，59岁，因中风后出现尿潴留，急性期留置导尿。为了尽早拔除导尿管，我们每天对患者进行膀胱功能训练，定时夹放尿管，每天2～3次行膀胱推拿、提阴毛、听流水声和口哨声，并结合针刺、艾灸等方法，终于为患者解决了尿潴留的困扰。

中风患者因神经功能紊乱，常出现尿潴留和尿失禁，护理不当易引起泌尿系统感染。有资料统计，一次导尿引起泌尿系统感染的概率为1%～2%，长期导尿几乎100%有感染。因此，护理的重点是预防泌尿系统感染。

（1）尿潴留的处理方法

压迫、刺激膀胱排尿

有轻度尿潴留者，要定时压尿，以手掌放在膀胱底部轻轻推拿，逐渐加压并向下推，如有尿液排出要继续加压，尽量排空。注意不可压迫膀胱中部，也不可用力太大，尤其在膀胱过度充盈时，以防逆行感染及膀胱破裂。也可让患者听流水声，利用条件反射促进患者排尿，或用温水缓慢冲洗外阴或下腹部、置热水袋敷下腹部，刺激膀胱收缩引起排尿反射。对于男性患者，可让患者站起来小便。也可用针刺疗法，取关元、中极、三阴交、阴陵泉等穴位，每次取 2 ~ 3 个穴，每天针刺 1 ~ 2 次。

导尿

如果按压无效可留置导尿。留置导尿易引起泌尿系统感染，所以要加强导尿管护理，预防泌尿系统感染。留置导尿期间应观察尿的颜色、气味，定期检查尿常规、进行尿细菌培养，定期更换引流袋，每天行尿道口消毒 2 次。鼓励患者多喝水。定时开放导尿管，有利于建立自律性膀胱和防止膀胱萎缩。患者病情缓解以后，应设法尽早拔除导尿管。

（2）尿失禁的处理方法

皮肤护理

尿失禁患者最常见的并发症是会阴部、骶尾部皮炎及压疮，因此对尿失禁患者做好皮肤护理极其重要。

◎保持会阴部皮肤清洁干燥，及时更换尿布，并用温开水清洗会阴部、龟头、阴茎及臀部皮肤，防止压疮及尿湿疹的发生。

◎应用保鲜袋的男患者，要保持会阴皮肤清洁、干燥，预防尿湿疹的发生。排尿后要及时更换保鲜袋，每次更换时要用温水清洁会阴部皮肤、龟头包皮、阴茎等处的尿液及污垢。

◎应用接尿器的患者使用前需洗净会阴，保持局部的清洁干燥。接尿器要经常冲洗晾干，在阴凉清洁、通风干燥的室内存放。

功能训练

尿失禁患者应该尽早开展膀胱及排尿功能的训练，排尿功能主要决定于围绕尿道周围的盆底肌和膀胱逼尿肌，照护者应该指导患者进行排尿相关肌肉的训练。

盆底肌锻炼：指导患者有意识地对以肛提肌为主的盆底肌进行自主性收缩，以加强控尿能力。

耻骨肌锻炼：在排尿过程中，主动中断排尿，之后再继续排尿。这样重复锻炼，有助于尿道括约肌功能的恢复。

膀胱功能锻炼：按时排尿并且逐渐延长排尿间隔的时间，以逐步增加膀胱容量，重建大脑皮质对膀胱功能的控制。

排尿指导

照护者应根据患者的具体情况拟定饮水计划，指导患者定时排尿，帮助患者建立规律的排尿行为。患者每天摄入液体量为1000～2000mL，可每2小时饮水1次，每次150mL。为减少夜间尿量，晚上8:00后不宜再饮水。对于有语言功能障碍的患者和认知受损的患者，可每隔2小时询问患者是否需要排尿，卧床患者最好在翻身前排尿。

接尿方法

留置导尿：适用于躁动不安的尿失禁患者，但应尽量缩短使用时间，因为该方法易造成泌尿系统感染，长期使用影响膀胱功能的恢复。每天行尿道口消毒 2 次，每月更换导尿管，每周更换引流袋，避免引流袋高于膀胱水平，保持引流通畅。患者和家属要定时夹住导尿管，每 2 小时放尿 1 次，以训练膀胱功能。

使用保鲜袋接尿：适用于长期卧床的男性患者。将保鲜袋口全部打开，将阴茎放入保鲜袋中，然后把保鲜袋从两边向阴茎方向卷拢后打结，打结时松紧度适宜，若绑得太松保鲜袋易滑脱，若绑得太紧会使阴茎和龟头水肿。注意观察保鲜袋内的尿量，及时更换。

使用一次性纸尿裤：多用于女性患者。该方法不会伤害尿道和膀胱，也不影响膀胱生理功能，对皮肤不会产生刺激，可降低皮肤的并发症。但纸尿裤透气性差，使用期间要保持会阴和臀部清洁干燥。也可应用纸尿裤配尿布，如果纸尿裤污染轻，可仅换尿布。

使用高级透气接尿器：男女患者均能使用，使用前先用空气或水冲开尿袋，防止尿袋粘连。使用时排尿管从腿上通过，防止倒流。其造价低廉，并且解决了普通接尿器存在的生殖器糜烂、皮肤瘙痒感染、湿疹等问题，患者易于接受。

11.

中风后二便失禁
引起皮肤糜烂怎么办

　　二便失禁后，粪便、尿液的刺激会使会阴部
皮肤经常处于潮湿和代谢产物的侵蚀状态，易发
生皮肤红肿、湿疹、瘙痒、溃烂，所以要常为卧
床患者擦洗身体，保证床单、衣物平整。患者应
选用柔软棉质衣物、被服，保持皮肤清洁，汗多
及大小便失禁时要随湿随换，避免潮湿及排泄物
长期浸渍、刺激皮肤。擦洗时动作要轻柔，可使
用温和清洁剂如温水、生理盐水等去除皮肤上的
刺激物。可用冲洗方式，不宜擦洗。洗干后抹上
皮肤保护剂如赛肤润。清洗时如皮肤有压红、水
疱、破溃等异常现象，应及时让医护人员来处理。

12.

中风患者如何
预防便秘

便秘是中风患者常见的并发症，它不仅会给患者带来痛苦，而且用力排便还可使血压和颅内压骤增，增加脑血管破裂的危险，加重患者病情，对患者的康复也会产生不利影响。

（1）心理护理

对患者要热情关怀，取得患者的信任。病情允许时可让患者下床如厕，对于在床上排便者，要体恤患者的害羞心理。排便时其他人员尽量回避，使用屏风或隔帘遮挡，以解除患者顾虑。排便后及时开窗通风，避免异味使患者尴尬。按时督促患者定时排便，养成良好的习惯。

（2）饮食指导

要做到均衡饮食，增加膳食纤维的摄入。因为膳食纤维具有亲水性，能使食物残渣膨胀并形成润滑凝胶，达到增加粪便容积、刺激肠蠕动的作用。蔬菜、水果、粗粮、豆类及菌类食物中膳食纤维含量均很丰富，可选用小米、燕麦、玉米、黄豆、绿豆、大蕉、火龙果、番薯、蘑菇、黑木耳等。鼻饲者，可将青菜、水果制成汁在饮食中配用。忌烈酒、浓茶、咖啡、辣椒等刺激性饮料和食物。

要摄入充足的液体。无病情禁忌的情况下每天饮水应在2 000mL 左右，每天清晨可空腹饮 300 ~ 500mL 温开水或蜂蜜水或梨汁水，以补充水分，润滑肠道，刺激肠蠕动产生便意。

（3）养成良好的排便习惯，坚持排便训练，适当运动

每天早餐后是排便的最佳时间，因早上起床后结肠运动较为活跃，同时早餐后食物的刺激可加速胃肠蠕动，容易产生便意。每天排便训练的时间一般以早餐后 30 分钟为最佳。可行提肛运动 3 ~ 5 次，每次 30 ~ 50 下，以锻炼盆底肌的功能，促进排便。排便时注意力要集中，不看报纸、不做其他的事情。运动可增强全身肌肉张力，促进肠蠕动，增强排便肌肉的肌力，也有利于患者肢体功能的康复。可在自身状况允许的情况下进行适量活动，如散步、打太极拳、慢跑等。即使卧床患者也要进行床上肢体运动。

（4）腹部推拿

中风患者病情稳定后要尽早行床上被动活动，定时翻身、叩背，推拿下腹部。患者排空膀胱后取仰卧位，双下肢尽量屈曲，

腹部放松，掌心放在腹壁上，沿升结肠、横结肠、降结肠方向顺时针推拿 20 ～ 30 圈，每天 2 ～ 3 次，手法由轻渐重，推拿至左下腹时可稍加用力，以促使粪便下行。推拿后，按气海、天枢、双下巨虚、双三阴交等穴，每个穴位按压 1 分钟左右。也可在足内踝后方、向上四横指处做向心方向推拿。此区是肛门直肠反射区，推拿有利于排便排气。

（5）用药指导

对于便秘较顽固者，如既往有便秘史，可适当使用缓泻剂，如番泻叶 5 ～ 10g 代茶饮或服用芪蓉润肠口服液，以刺激胃肠蠕动，促进排便。若有便意但排出困难者，可予开塞露塞肛，以软化粪便，刺激排便反射。经上述方法仍排便困难者，可用开塞露 40mL 或 60mL 抽入 60mL 的注射器中，连接吸痰管，让患者取左侧卧位，将吸痰管插入肛门 15 ～ 18㎝，将开塞露全部挤入肠腔，嘱患者尽量保留 15 ～ 30 分钟。还可采用肥皂水灌肠或水疗法，效果也很好。如患者张太，92 岁，中风十余年，经常便秘，在家长期使用缓泻剂。今次住院时再次出现便秘，遵医嘱用番泻叶 5 ～ 10g 代茶饮无效，用开塞露灌肠。但患者由于年纪大，开塞露注入肠腔即刻排出，无法保留，最后采取水疗法成功协助患者排便。

另外，对于一些便秘患者还可以用直肠刺激法。操作者带上指套后先用润滑剂润滑指套，然后将手指轻柔地插入直肠，慢慢地、轻柔地环行推拿括约肌，顺时针刺激肠壁，每次推拿 15 秒至 1 分钟。还可以进行足部推拿和温水沐足。每天早晚两次，用温水泡脚，水温 39 ～ 42℃，同时推拿足底，通过温水刺激双足底的小肠、结肠、肛门等反射区以促进肠蠕动，使大便排出。

仙人揉腹法可以打通中、下二焦，联通整个腹部的经络，使气血运行通畅，同时可以改善肠道功能，刺激肠蠕动，促进排泄，防止和消除便秘。该方法操作简便，可在睡觉前、起床前进行，动作要领如下。

预备式： 在保暖的前提下，脱衣松裤，正身仰卧在床上，最好能够枕在矮枕上，全身放松，凝神静虑，调匀呼吸，舌抵上腭，意守丹田。

第一式： 推拿心窝部。

两手缓缓上提，在胸前两手中三指（食指、中指、无名指）对接并按在心窝部位（剑突下凹陷处），按右→上→左→下的顺序沿顺时针方向做圆周运动。推拿 21 次，再从右向左逆时针推拿 21 次。

第二式： 回环推拿腹中线及腹两侧。

以两手中三指由心窝顺摩而下，即一边顺时针转动推拿一边往下移，移至脐下耻骨联合处，再以两手中三指由耻骨处向两边分开，一边推拿一边向上走，回到心窝处，两手交接而止。循环做 21 次。

第三式： 推按腹中线部位。

以两手中三指相接、由心窝腹中线部位推下，直推至耻骨联合处，共 21 次。

第四式： 右手绕脐腹推拿。

以右手按右→上→左→下的顺序沿顺时针方向围绕肚脐摩腹 21 次。

第五式： 左手绕脐腹推拿。

以左手按左→上→右→下的顺序沿逆时针方向围绕肚脐

摩腹 21 次。

第六式：推按左侧胸腹。

左手做叉腰状，置左边胁下腰肾处，大指向前，四指向后，轻轻捏住；右手中三指按在左乳下方部位，然后以此为起点，直推至左侧腹股沟处，连续推按 21 次。

第七式：推按右侧胸腹。

右手做叉腰状，置右边胁下腰肾处，大指向前，四指向后，轻轻捏住；左手中三指按在右乳下方部位，然后以此为起点，直推至右侧腹股沟处，连续推按 21 次。

第八式：盘坐摇转。

做完前面各节后，起身趺坐，即双足交叠而坐。两手拇指尖压住无名指根部横纹，余指自然弯曲，分按在两腿膝盖上，双腿十趾也稍弯曲，然后以肩胸部由左向前、由右向后摇转 21 次，再按前法由右向前、由左向后摇转 21 次。

第五部分

营养篇

1.

防治中风，应该
补充哪些营养素 **?**

《脑卒中患者膳食指导》中明确指出，中风患者的饮食要多样化，每天要保证摄入谷薯类，蔬果类，肉、禽、鱼、乳、蛋类，豆类和油脂类五大类食物，还指出中风及已经康复的患者补充叶酸和复合维生素 B 可有效降低中风的发病和复发风险，因此建议多选择富含叶酸、维生素 B_6 和维生素 B_{12} 的食物。

（1）叶酸

叶酸是 B 族维生素的一种，富含于新鲜水果、蔬菜、肉类食品中。但由于叶酸遇光、遇热就不稳定，容易失去活性，所以人体真正能从食物中获得的叶酸并不多。蔬菜贮藏 2 ~ 3 天后，叶酸会损失 50% ~ 70%；煲汤等烹饪方法会使食物中的叶酸损失 50% ~ 95%；盐水浸泡过的蔬菜，叶酸的成分也会损失很多。

常见富含叶酸的食物

单位：μg/100g（可食部）

食物名称	叶酸含量	食物名称	叶酸含量
酵母粉	1 607.1	雪里蕻	82.6
红苋菜	419.8	营养豆奶	76.7
绿豆	393	芝麻	66.1
香菜	148.8	韭菜	61.2
腐竹	147.6	玉米	55
黄豆	130.2	橘	52.9
鸭蛋	125.4	枣（干）	48.7
紫菜	116.7	小米	48.7
茼蒿	114.3	虾米	42.5
鸡蛋	113.3	香菇	41.3
花生米	107.5	鲤鱼	36.4
核桃	102.6	大米	23.7
蒜苗	90.9	面包	22.5
莲子	88.4		

注：本数据源自《中国食物成分表 2002》和《中国食物成分表 2004》。

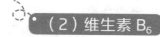

（2）维生素 B_6

含维生素 B_6 比较丰富的食物有白色肉类（如鸡肉、鱼肉）、动物肝脏、豆类、坚果类和蛋黄等；奶类食品中含量很低；水果和蔬菜中含量也较多，其中香蕉的含量丰富。

常见富含维生素 B_6 的食物

单位：$\mu g/100g$（可食部）

食物名称	维生素 B_6	食物名称	维生素 B_6
圆酵母	3	豆麦混合物	0.67
啤酒酵母	2.5	熟糙米	0.62
米糠	2.5	全麦片粥	0.53
焙烤食品干酵母	2	黄香蕉（生）	0.51
金枪鱼	0.9	甜玉米（生）	0.47
脱脂大豆粉	0.72	金枪鱼罐头	0.43
低脂豆粉	0.68	硬粒小麦面粉	0.34
鲐鱼（烧煮）	0.68		

注：引自美国《食物与营养百科全书》。

（3）维生素 B_{12}

维生素 B_{12} 缺乏可使心脑血管疾病风险升高。膳食中的维生素 B_{12} 来源于动物性食品，主要有肉类、鱼类、禽类、贝壳类及蛋类。

常见富含维生素 B₁₂ 的食物

単位：μg/100g（可食部）

食物名称	维生素 B$_{12}$	食物名称	维生素 B$_{12}$
生蛤肉	19.1	羊肉	2.15
蒸海蟹	10	牛肉	1.8
沙丁鱼罐头	10	黑鱼干	1.8
熏大麻哈鱼	7	鸡蛋	1.55
鸭蛋	5.4	鸡肉	1.11
脱脂奶粉	3.99	煎杂鱼	0.93
鸡蛋黄	3.8	全脂奶	0.36
猪肉	3	奶油	0.18
金枪鱼	3		

注：引自美国《食物与营养百科全书》。

注意：叶酸、维生素 B$_6$ 和维生素 B$_{12}$ 易随烹调及储存时间的延长而逐渐流失，故要适当减少上述食物的烹调时间，尽量减少储存时间，并多吃一些新鲜蔬菜、水果和其他新鲜食品，以降低中风发生和复发的风险。

2.
防中风的食物
清单有哪些

（1）喝水加绿茶

绿茶中的抗氧化物质，如维生素 E、鞣酸等可以有效地增强血管壁的弹性。血管壁变薄变脆，是导致中风的病理因素之一，因此，平时喝茶时最好多饮用一些绿茶，不仅能够降低中风风险，还有助于抗癌。

（2）炒菜加番茄

番茄及番茄制品可能有助于降低中风风险，这是国际知名杂志《神经学》月刊推荐的食物。研究人员发现，在已经中风的人群中，番茄红素浓度很低，多吃一些番茄，对于预防中风会起到一定效果。

（3）经常吃鱼，中风低 52%

英国研究人员研究发现，与每月吃鱼不到 1 次的人相比，每周吃鱼不少于 5 次者中风发病率会减少 52%，每周吃鱼 2 ~ 4 次者中风发病率会减少 27%，每周吃鱼 1 次者中风发病率会减少 22%。这是因为鱼类中含有的 Ω-3 脂肪酸有助于减少血小板的黏性，而中风有 80% 是因血凝块引起的，所以防止血液凝固可以降低中风的危险。

（4）吃全谷物，中风降 25%

英国阿伯丁大学的研究人员研究发现，每天吃 3 份全谷食品后，人的血压会下降，收缩压的下降尤其明显。收缩压下降可使患心脏病和中风的风险分别降低至少 25%。

（5）吃点橄榄油，中风降 41%

发表在欧洲《神经病学期刊》上的研究结论显示，在烹饪或做凉拌菜时经常使用橄榄油的人，比那些从来不吃橄榄油的人患中风的可能性低 41%。

（6）每天吃鸡蛋，中风降 12%

发表在《美国营养学院学报》上的一项研究称，每天吃一个鸡蛋，可以将罹患中风的风险降低约 12%，其中男性中风风险会下降 15%，女性中风风险会下降 8%。科学研究表明：每周食用 5 个鸡蛋是合适的，不会对胆固醇造成任何影响。但已经明确有心脑血管疾病，同时胆固醇比较高的患者，建议每周吃鸡蛋不超过2个。

（7）记得补叶酸

据不完全统计，每5个中国人里就有1个缺乏叶酸，缺少叶酸的人群也正是中风的高发和高危人群。叶酸可改善血管内皮功能，预防冠心病等慢性心血管疾病。由中美医学家联合完成的研究证实，补充叶酸可有效降低中风的风险。

（8）水果蔬菜不能忘

美国心脏病学会《中风》杂志发表了一项中国研究人员的研究成果：每天食用200g水果（相当于两个苹果），中风风险可降低32%；如果同时每天食用200g蔬菜，中风风险可再降低11%。

3.
什么是"地中海饮食"

　　地中海饮食（Mediterranean diet），是泛指希腊、西班牙、意大利和法国南部等处于地中海沿岸的地区以蔬菜水果、鱼类、五谷杂粮、豆类等为主的饮食风格。

　　研究发现：地中海饮食可以减少患心脏病的风险，还可以保护大脑免受血管损伤，降低发生中风和记忆力减退的风险。现在也用"地中海饮食"代指有利于健康的简单、清淡及富含营养的饮食。

　　地中海饮食的饮食结构如下。

　　◎以种类丰富的植物性食品为基础，包括水果、蔬菜、五谷杂粮、豆类、坚果、种子等。

◎对食物的加工尽量简单，并选用当地、应季的新鲜蔬果作为食材，避免微量元素和抗氧化成分的损失。

◎烹饪时用植物油（含不饱和脂肪酸）代替动物油（含饱和脂肪酸）及各种人造黄油。

◎脂肪占膳食总能量的比例最多为35%，饱和脂肪酸只占7% ~ 8%。

◎适量吃一些奶酪、酸奶类的乳制品，最好选用低脂或者脱脂的。

◎每周吃两次鱼或者禽类食品（多项研究显示鱼类营养更好）。

◎一周吃不多于7个鸡蛋，各种烹饪方式均可。

◎用新鲜水果代替甜品、蜂蜜、糕点类食品。

◎每月吃红肉（牛肉、羊肉、猪肉等）总量不超过450g，而且尽量选用瘦肉。

除平衡的膳食结构之外，地中海饮食还强调适量、平衡的原则，倡导健康的生活方式，乐观的生活态度，以及每天坚持运动。

4.

中风患者的进食方式如何选择

中风患者的进食方式最好由专科医生或营养师根据病情进行评估，做好"私人订制"。

（1）确定患者是否要插鼻饲管维持营养

对于进食方式的选择，首选经口摄入。不能经口摄入的，应该采取肠内营养，主要包括经皮内镜下胃造瘘术（PEG）及鼻饲。

患者若可经口进食，但每天摄入量不足的，应予以管饲；吞咽障碍患者改变食物性状后，若能保证摄入足够量的营养且不发生误吸，可经口进食，否则应采取管饲喂养；昏迷或吞咽功能障碍的急性中风患者，预计7天内无法进食或10天内摄入营养量不足的，危重患者预计3天内不能经口足量摄入营养的，必须尽早采用肠内营养。

对于有吞咽障碍但需要经口进食的患者，要注意预防误吸。如将固体食物改成泥状或糊状，在稀液体内加入增稠剂来增加黏稠度等。

（2）口服营养补充（ONS）

天然食物不能满足患者机体需求时，可加用特殊医学用途配方食品，即口服/鼻饲＋ONS。ONS以增加口服营养摄入为目的，将能够提供多种营养素的制剂加入饮品和食物中经口服用。具体要在营养师指导下进行，并根据患者的胃肠功能、并发症（糖尿病、高脂血症等）选择营养制剂配方。

5.

中风的危险因素和
饮食有什么关系

中风的危险因素主要包括高血压、糖尿病、血脂异常等。

（1）高血压和饮食的关系

在诸多危险因素中，高血压是中风最主要的独立危险因素。据统计，70%～80%的中风患者有高血压或高血压病史。即使平时无明显症状的高血压患者，发生中风的概率也比正常人高4倍。如果控制好血压，就能将中风风险显著降低。高钠、低钾膳食是我国大多数高血压患者发病最主要的危险因素。钠盐（主要是氯化钠，即食盐）摄入量与血压水平和高血压患病率呈正相

149

关，而钾盐摄入量与血压水平呈负相关。研究表明，膳食中盐的摄入量平均每天增加2g，收缩压和舒张压就会分别增高2.0mmHg和1.2mmHg。我国大部分地区，人均每天盐的摄入量为12～15g（适宜量是不超过6g）。因此，预防高血压的饮食因素主要是控制盐的摄入，并适当增加钾的摄入。

（2）糖尿病和饮食的关系

临床研究显示，糖尿病是中风的独立危险因素，尤其是缺血性中风的独立危险因素。因此，控制血糖在中风的预防中扮演着重要角色。糖尿病患者发生脑血管病的危险是无糖尿病者的4～10倍，其中85%为缺血性中风，而脑出血的发生率与无糖尿病者相似。检查发现，急性中风患者中约43%伴有高血糖现象，其中11%在发病前已确诊为糖尿病，13%是以往漏诊的糖尿病。

一项中美两国学者共同完成的研究表明，中国成为糖尿病第一大国与中国人全谷物食用太少、精制粮食用太多，以及食用过多的加工肉类、红肉和含糖饮料，而奶制品、坚果、水果、蔬菜和海鲜摄入不足有关。研究还发现，我国约有4 380万糖尿病患者的发病与肥胖和超重有关，占糖尿病发病总数的46.8%。

（3）血脂异常和饮食的关系

据统计，目前我国成人血脂异常患病率为40.40%。当血液中低密度脂蛋白胆固醇超标时，就会穿过血管内皮进入血管壁内沉积下来，逐渐形成动脉粥样硬化斑块，其中不稳定的斑块随时会破裂、脱落，形成栓子造成动脉阻塞，引发中风和心肌梗死。日常饮食中主食量过大、爱吃甜食、热衷于高油脂和高胆固醇食物，还有不良的生活方式是大多数血脂异常的原因。

6.

中风患者能不能饮酒

　　需要明确的是，长期大量饮酒会诱发心脑血管疾病，过量饮酒、酗酒是导致中风的重要因素。从根本上说，长期过量饮酒对人的健康是非常有害的，这一点毋庸置疑。

　　现代医学认为，酒的主要化学成分为酒精（乙醇），喝酒后，酒精会被胃壁和小肠壁吸收并进入到血液中。血液会从胃肠道先流向肝脏，然后再循环至全身。酒精的代谢主要在肝脏进行，因为肝脏每小时能够代谢的酒精是有限的，所以如果饮酒的速度超过肝脏代谢酒精的速度，那么血液中的酒精浓度就会升高，来不及被完全代谢，从而对肝脏产生损害。现代医学还证实，长期过量饮酒不单对肝脏有损害，对中枢神经、胃、骨骼也有严重损害，如：导致脑萎缩、痴呆等相应的症状；对胃的黏膜产生刺激，诱发炎症、溃疡甚至癌变等；造成骨质流失，导致骨质疏松、骨股头坏死等。

中风患者应限制饮酒。康复后如要饮酒，根据《中国脑血管病防治指南》的建议：①饮酒者不提倡大量饮酒，不饮酒者不提倡用少量饮酒的方法预防心脑血管疾病。②饮酒应当适量，男性每天饮高度白酒不超过 44mL，啤酒不超过 350mL，葡萄酒不超过 150mL，女性减半。

第六部分

中医药篇

1.
中医是如何
认识中风的

中医将脑血管意外称为中风，认为中风主要是由于患者真阴素亏、正气不足，或五志过极，或嗜食膏粱厚味，或思劳过度，以致心肝火炽，内风旋动，气逆血菀于上，痰浊蒙闭清窍，表现为猝然昏仆，不省人事，伴有口眼歪斜，半身不遂，言语謇涩或失语，或不经昏仆，仅以歪僻不遂为主要症状。其起病急骤，变化迅速，证见多端，犹如自然界风性之善行数变，故前人以此类比，称为中风。中风是中医病名，在中医里面是一个独立的疾病，相当于现代医学里的脑卒中。

中风有外风和内风之分。外风因感受外邪（风邪）所致，在《伤寒论》名曰中风（亦称桂枝汤证）。内风属内伤病证，我们平时所称的中风是指内风。

（1）人体的内风是如何产生的?

人的身体相当于一个环境系统。当气血充足、畅通时，人体内的温度和能量场基本是均衡的，不会引起明显对流。当郁结严重、气血不足时，人体内不同区域就会形成不同的温度和能量场，这就会引发风和对流，就是所谓的内风。当人发怒时会导致能量释放，局部郁结的能量会加强，内部能量不均衡会导致内风加大，体内郁结越严重，能量场越不平衡，越容易引发内风。内风会快速蒸发、消耗人体的津血，导致人体局部系统"干枯"，干枯部位气血供应不足则会导致麻木或者偏瘫，例如肝风内动会导致人抽搐、眩晕、震颤、痉挛。

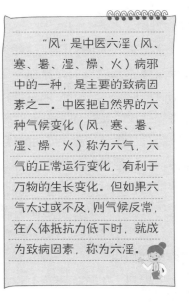

"风"是中医六淫（风、寒、暑、湿、燥、火）病邪中的一种，是主要的致病因素之一。中医把自然界的六种气候变化（风、寒、暑、湿、燥、火）称为六气，六气的正常运行变化，有利于万物的生长变化。但如果六气太过或不及，则气候反常，在人体抵抗力低下时，就成为致病因素，称为六淫。

（2）产生内风的原因有哪些?

情志郁怒

情绪变化会产生郁结，导致人体内气血流动不畅，出现局部能量累积，导致内风产生，表现为肝风内动、肝阳上亢。从生理和心理的角度讲，发怒是情绪和能量积攒到一定程度的宣泄和释放，郁结的能量会化火、化热。如同在江河上建水坝一样，水量积聚到一定程度会释放出来，造成破坏和伤害。当身体内的血管、脉络被郁结的能量冲破或者损伤后就会导致中风。

饮食不节

食物进入人体，需要消耗人体阳气和津液才能被彻底吸收，如果身体本来就虚弱，气血不足，又吃得太多，尤其是寒凉、肥腻的食物吃得太多，会大量消耗身体的阳气和津液，造成对体表和脏腑的供给被削弱，引发外风或者内风。

另外，饮食过甜、长期酗酒会造成脾失健运，聚湿生痰，痰郁化热。痰会影响人体阳气的宣发和输布，削弱人体的防御功能，痰湿滞留在人体内会化热，热会消耗人体的正气和津液，同时干扰人体五脏六腑的正常运作从而导致中风。

劳累过度

《素问·生气通天论》说："阳气者，烦劳则张。"人身阳气，若扰动太过，则亢奋不敛。生活中我们都有这样的经验：如果太过亢奋或者运动过度，人就很难入睡。有些人长期失眠，身体处于紧张亢奋的状态，这种紧张亢奋状态容易过度消耗人体的津血和阳气，造成人体的抵抗力下降，防卫之气被削弱，从而引发中风。

气候变化

中风很容易在气候变化时发生，入冬天气骤然变冷，寒邪入侵，可影响血脉循行。如《素问·调经论》所说："寒独留，则血凝泣，凝则脉不通……"脉道凝结不通很容易导致人体抵抗力下降而中风。另外早春骤然转暖之时，身体内的少阳之气骤然发动，如果体内有郁结，很容易化火化热，火热损耗津血和阳气，造成荣卫二气抵御能力下降而引发中风。

血液瘀滞

血液瘀滞的形成多因气滞、血行不畅或气虚运血无力导致。慢性虚损型患者阴阳两虚，身体内很容易瘀血，也会导致身体内气血流动不足，抵抗力下降，从而引发中风。

2.

中风患者可以
进行针灸治疗吗

　　针灸是根据阴阳、脏腑、经络学说，对临床
上各种不同的证候进行辨证施治，开出相应的配
穴处方，依方施术，或针或灸，或针灸并用，或补
或泻，或补泻兼施，以通其经脉，行其气血，调
和脏腑，使阴阳归于相对平衡，从而达到治愈疾
病的目的。长期的临床实践及文献研究都证实，
针灸对中风的治疗及康复是有效的。

　　缺血性中风患者应尽早进行针灸治疗，最好
一发病就开始针灸。早期针灸治疗可减轻缺血性
半暗带内脑细胞的病理损害，促进偏瘫、失语、
口歪、吞咽困难、肢体麻木等症状的康复，减轻
病残程度。出血性中风在生命体征稳定后即可开

始针灸治疗,针灸对昏迷的患者有促进苏醒的作用。

有些患者不适宜针灸治疗,如有高热感染、皮肤溃疡感染、出血性疾病等情况,这时候针灸可能会加重感染或影响中风的痊愈。总的来说,排除了处于危险期的、有严重病史或特殊病史的患者,大部分中风患者都是适合进行针灸治疗的。而且,针灸在中风的预防、治疗、康复等方面的疗效都是不错的。

针灸治疗中风的一般疗程为10~15天,每个疗程之间休息3~7天,根据病情的轻重一般需要治疗1~3个月。中风1个月内为急性期,1个月至半年为恢复期,半年以后为后遗症期。一般急性期和恢复期针灸疗效较为显著,而后遗症期则疗效较逊。因此中风患者进行针灸治疗越早,治愈率越高,致残率越低。

> 缺血性半暗带是指动脉粥样硬化性血栓性脑梗死的梗死灶中心区周围存在的血液低灌注区。该区的脑细胞处于休眠或半休眠状态,由于缺少能量的供应,仅能维持自身形态的完整,无法行使原有的正常功能。

3.

中风患者应如何进行选穴、针刺治疗

　　当患者中风后，若是出现中脏腑的闭证，可及时针刺刺激人中、太冲、丰隆、劳宫，以起到平肝息风、开窍醒神的作用，对促进患者的苏醒有积极的作用。

　　在患者急性发病、突然神昏，判断为闭证时，还可迅速进行十二井穴（指两手的肺经少商、心包经中冲、心经少冲、大肠经商阳、三焦经关冲、小肠经少泽）放血，十二井穴放血可以开闭，协调阴阳使之平衡。

　　对于患者半身不遂的症状，早期用针刺激患侧的穴位，可以疏通经络、调和气血、促进康复；对于病情日久的患者，可以双侧治疗，通过刺激健侧的穴位，来带动全身气血的运行，从而疏通患侧经络。总之，中风患者在生命体征平稳的情况下，应尽早进行针刺治疗，并积极地坚持下去。下面简单介绍针刺的临床取穴。

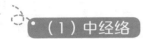

（1）中经络

半身不遂

治法：疏通经络，调和气血。取手足阳明经穴为主，辅以太阳经、少阳经穴，初病可单刺患侧，久病则刺双侧。初病宜泄，久病宜补。

处方：肩髃、曲池、合谷、外关、环跳、阳陵泉、足三里、解溪、昆仑。

随证选穴：上肢可以轮取肩髎、阳池、后溪，下肢可以轮取风市、阴市、悬钟。久病者，上肢宜配取大椎、肩外俞，下肢宜配取腰阳关、百环俞，肘部拘挛加曲泽，腕部拘挛加大陵，膝部拘挛加曲泉，踝部拘挛加太溪，手指拘挛加八邪，足趾拘挛加八风，语言謇涩加廉泉、通里，肌肤不仁可用皮肤针轻叩患部。

口眼歪斜

治法：取手足阳明经、太阳经穴，初起单取患侧，久病可取双侧，先针后灸。

处方：地仓、颊车、合谷、内庭、承泣、阳白、攒竹、昆仑、

中脏腑：病在脏腑，是以突然昏迷、不能言语、多有神志改变为主要表现的中风证候，有闭证、脱证之分。其中闭证以突然昏仆、不省人事、牙关紧闭、两手握固等为常见表现，脱证以神志淡漠（甚则昏迷）、气息微弱、面色苍白、四肢厥冷、大汗淋漓、口开手撒、脉微细欲绝为主要表现。

161

养老。

随证选穴：本病尚可轮取迎香、颧髎、瞳子髎、下关。流涎加承浆，善怒加太冲，多愁加内关。

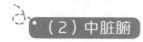

（2）中脏腑

闭证

治法：启闭开窍。取督脉穴、十二井穴为主，辅以手足厥阴经、足阳明经穴。治以毫针泻法及三棱针点刺出血。

处方：人中、十二井、太冲、丰隆、劳宫。

随证选穴：如神志渐醒，则减人中、十二井，酌加百会、印堂、风市、三阴交，相机图治。牙关紧闭加地仓、颊车，失语加通里、哑门，吞咽困难加照海、天突。

脱证

脱证不宜针刺，宜用灸法。

4.

中风患者应如何
进行艾灸治疗

艾灸是用艾为主要材料，在体表一定的腧穴经络上，依据不同的病症，采用不同的方法燃烧，直接或间接地施以适当的温热刺激，经过经络的传导，以激发和调动人体内在的抗病能力，从而扶正祛邪、协调阴阳、疏通经络，起到温经散寒、补中益气、扶阳固脱、消肿散结、防病保健的作用。

对于中风脱证，需要回阳固脱，除了应用回阳救逆的中药外，还可以采用艾灸治疗。艾灸可以选用关元、神阙两穴，用大艾炷同时重灸两穴，关元可用隔姜灸，神阙用隔盐灸。关元为三焦元气所出，联系命门真阳，是阴中有阳的穴位。脐为生命之根蒂，神阙位于脐中，为真气所系。所以重灸两穴，可以挽回将绝之阳气而救虚脱。若是没有条件做艾炷灸，可以用艾条灸，甚至用艾熏都有一定的效果。

对于中风的恢复期及后遗症期，都可以采用艾灸治疗。中风病性为本虚标实，要治疗本虚，艾灸不失为一个好方法。在家里，家属可以帮患者进行温和灸。其方法是将点燃的艾条，用右手的拇、食、中三指夹住，对准施灸部位，距离皮肤3 cm左右进行熏灸，固定于应灸之处，不要移动，使患者局部有温热感而无灼痛，以皮肤红晕为度。一般每穴10分钟，每天1次，10次为1个疗程，每个疗程结束后可休息3天左右。取穴时以关元、神阙、百会为主要穴位。还可根据症状，适当搭配不同的穴位：虚汗不尽，加阴郄；昏睡不醒，加申脉；小便失禁，加水道、三阴交、足三里；加命门、气海、肾俞、涌泉可补益肾阴，摄纳浮阳。体虚重、神疲乏力，加气海、足三里；胃口不佳，加足三里、中脘；便秘或失禁，加天枢、足三里、丰隆；半身不遂，加肩髃、曲池、风市、足三里、悬钟、三阴交；口眼歪斜，加颊车、地仓；言语不利，加天突、承浆。

因为温和灸比较耗费时间及人力，若家里条件不允许，可以选用艾箱灸、艾盒灸。有的患者感觉失常，因此在进行艾灸的过程中，施灸者要注意控制温度，多用手感触施灸处皮肤，谨防烫伤。若患者治疗后出现上火等不适应的症状，可及时咨询医生，改变艾灸穴位或者暂停施灸。施灸的顺序是先上后下，先阳（腰背为阳）后阴（腹胸为阴）。每次施灸后要多喝温水，注意保暖，4小时后方可洗澡。

5.
中风患者应如何
进行推拿治疗

中风后，很多患者会出现便秘的情况。保持大便通畅，对患者的病情及生活都有很大的益处。那如何保持大便通畅呢？其实中医推拿对便秘有很好的调节作用，其中最重要的手法就是揉腹和摩腹，这是家属及患者都可以操作的手法。具体操作方法：患者空腹，取仰卧位，用掌按揉腹部肚脐周围，重点按揉天枢，时间约5分钟，然后用手掌缓慢轻柔地摩腹，可顺时针、逆时针各摩50次，按揉双侧足三里各1～2分钟。

除了治疗便秘外，推拿还有一套完整的治疗中风的流程。有的患者及家属以为康复就是推拿，其实这其中有很大的不同，推拿属于中医传统疗法，除了被动运动关节外，主要是针对经络及穴位进行操作。中风后可在医院由专业推拿医生进行治疗，但病程久者，也可在家推拿。中风以早期治疗为主，一般在发病两周后即可进行推拿，其原则是疏风祛痰、活血和络、平肝息风，通过手法降低血压，改善脑部血液循环，促进偏瘫肢体恢复，缓解嘴角歪斜、语言不清等症状。

（1）具体操作方法

头部操作：患者取仰卧位，操作者用拇指或中指指腹按揉攒竹、太阳、百会、四神聪，每穴约1分钟；双手抹前额约1分钟，掌根按揉两侧颞部约半分钟，并按揉风池、肩井。口角歪斜者，搓揉面颊约1分钟，指揉四白、颊车、地仓、迎香各约1分钟。舌强语涩者，用手指按揉廉泉、风府、通里，每穴约1分钟。

背腰部操作：患者取俯卧位，不能俯卧者取侧卧位，患侧在上，操作者用掌按法按揉其背部脊柱两侧，重点在大椎、肺俞、心俞、肝俞、脾俞、肾俞、命门，自上而下重复操作3遍；推擦督脉膀胱经1～2分钟。

下肢后方操作：患者取侧卧位，操作者用掌根按揉其臀部，配合髋关节后伸、外展的被动运动，约2分钟；拿股后肌群，掌根按揉股后、腘窝及小腿后侧肌群，手指按压环跳、承扶、殷门、委中、承山、太溪、昆仑，并配合膝关节、踝关节的被动屈伸运动，共3～5分钟。

下肢侧方操作：操作者用掌根按揉法，从患者臀部沿下肢外侧经膝关节至小腿，以髋关节和膝关节外侧为重点治疗部位，并可用手指按揉居髎、风市、膝关，共3～5分钟。

下肢前方操作：患者取仰卧位，操作者用掌根按揉其股前、股外侧、股内侧，拿捏大腿前及内侧肌肉，按揉髌骨（膝盖），配合髋关节的被动、环转运动，以及膝关节的被动屈伸运动，共约3分钟，手指按揉髀关、伏兔、血海、膝眼、阳陵泉、足三里、悬钟、解溪、涌泉，按揉足骨间肌，捻足趾，配合踝关节及足趾的摇法，共约3分钟。

上肢操作：患者取仰卧位，操作者掌揉其肩关节，手指按揉肩髃、肩髎及肩前，配合肩关节的外展、内收、外旋、内旋、前屈等被动运动（注意患者是否有肩关节半脱位），再拿三角肌、肱二头肌、肱三头肌（以肱三头肌为主）、前臂肌群，配合肘关节的被动屈伸运动，共约3分钟；手指按揉曲池、手三里、外关、阳池、合谷，按揉大、小鱼际肌及骨间肌，配合腕关节屈伸、尺偏、桡偏的被动运动；由远及近地掌推上肢、搓上肢，捻摇掌指、指间关节，共约3分钟。

（2）辨证加减

阴虚阳亢证：推桥弓（桥弓位于人体脖子两侧的大筋上，即两侧的胸锁乳突肌）20次（降血压）。手指按揉三阴交、太溪，每穴1~2分钟。擦涌泉，以透热为度。

痰浊阻络证：揉腹2分钟。手指按揉天枢、足三里、丰隆，每穴约1分钟。

气虚血瘀证：摩腹5分钟。手指按揉气海、膈俞、血海、足三里，每穴约1分钟。

心肾阳虚证：振腹2分钟。手指按揉关元、命门、腰阳关，每穴1~2分钟，擦心俞、肾俞，以透热为度。

以上操作流程是推拿医生相对完整的治疗操作，若是家属操作，因穴位难记，可减少穴位的按压，以关节肌肉的按揉为主，适当按揉关节上、下穴位，配合被动活动关节。每次时间可根据患者的耐受程度决定，可长可短，每天1次，10次为1个疗程，每个疗程结束后可休息2～3天。对于中风患者来说，除了医生的治疗，家人的陪伴及按揉也是一剂良药。

6.

中风患者应如何进行辨证用药

中医通过长期的医疗实践，遵循辨证施治的原则，抓住风、火、痰、瘀、虚等病机要点，对中风的治疗形成独特的理论和特色，积累了丰富的实践经验。

（1）开窍固脱法

本法适用于中风急性期的中脏腑患者，中风入脏腑主要表现为突然昏仆、不省人事、半身不遂，病情危重。该法为急救法。

中脏腑者，有闭证和脱证之分。闭证属邪闭于内的实证。乃风火痰瘀病邪亢盛，气机郁闭于内，清窍蒙闭，故急宜开窍祛邪。脱证属阳气暴脱的虚证，乃五脏元气衰微欲脱的险证，常由闭证转化而来，急宜回阳固脱。根据患者邪之属性，临床常用以下具体治法。

🩺 清热息风、开窍醒脑法

主要用于风火上扰清窍之中脏腑者。病机为肝阳暴涨。阳升而风动，血随气逆而上涌，蒙闭清窍，症见突发不省人事，神志恍惚或昏愦，呼之不应，半身不遂，面赤身热，肢体强痉拘急，躁扰不宁，舌质红绛，苔黄腻而干，脉弦滑数。

治法：清热息风，开窍醒脑。

方药：羚羊角汤（《医醇賸义》）合安宫牛黄丸（《温病条辨》）化裁。羚羊角 6g（冲）、夏枯草 12g、菊花 10g、蝉蜕 12g、石决明 30g（先煎）、黄芩 10g、栀子 10g、川牛膝 10g、天竺黄 10g、大黄 10g（后下），安宫牛黄丸 1 丸（冲）。

羚羊角常用量 6～12g 冲服，若无此药，可用水牛角 60～120g 替代。患者神昏不能口服时，可以鼻饲或中药煎液化安宫牛黄丸，每天 1～2 次保留灌肠。也可选用清开灵注射液，每次 40～60mL 加入到 5%～10% 的葡萄糖溶液中静脉滴注，每天 1～2 次。

🩺 温阳化痰、开窍醒脑法

主要用于痰湿蒙闭清窍之中脏腑者。病机为肝风挟痰湿之邪上壅清窍，而成内闭之证。症见突发不省人事，神志昏愦，半身不遂，面白唇暗，四肢不温，痰涎壅盛，舌苔白腻，脉象沉滑或缓。

治法：温阳化痰，开窍醒神。

方药：涤痰汤（《济生方》）合苏合香丸（《太平惠民和剂局方》）化裁。制南星 10g、制半夏 10g、陈皮 10g、茯苓 12g、枳实 10g、地龙 10g、钩藤 20g、石菖蒲 10g、郁金 10g，苏合香丸 1 丸（冲）。

用法同前，鼻饲或保留灌肠。

清热化痰、开窍醒脑法

主要用于痰热内闭清窍之中脏腑者。病机为痰热挟肝风上逆，气血进逆，上蒙清窍而成内闭之证。症见突发不省人事，神志昏愦，半身不遂，鼻鼾痰鸣，肢体拘急，强痉身热，躁扰不宁，偶见呕血，舌质红绛，苔褐黄干腻，脉弦滑数。

治法：清热化痰，开窍醒脑。

方药：礞石滚痰汤（《丹溪心法》）合至宝丹（《太平惠民和剂局方》）化裁。礞石 30g（先煎）、天竺黄 12g、黄芩 10g、胆南星 10g、石菖蒲 10g、郁金 10g、川牛膝 6g、三七粉 3g（冲），至宝丹 1 丸（冲）。

用法同前，鼻饲或保留灌肠。

益气回阳、固脱醒脑法

主要用于元气败脱、心神散乱之中脏腑者。病机为正气虚脱，五脏之气衰弱欲绝，呈阴阳离决之象。症见突然昏仆，不省人事，肢体软瘫，汗出如油，手足厥冷，目合口张，二便自遗，舌痿，脉微欲绝或细弱。

治法：益气回阳，固脱醒脑。

方药：参附汤（《世医得效方》）化裁。人参 10g、附子 10g、麦冬 10g、五味子 15g。

急煎频服。也可单用人参 30g 急煎服。

（2）活血通络法

本法主要用于瘀血内阻之中风实证。此法临床上常单独应用，不论是中风急性期还是恢复期，若有其他兼证，常以此法寓于他法之中，是治疗中风的基本法则。凡各种原因使瘀血内停、脉络闭塞导致瘀血证者均可应用。其临床常用法如下。

益气活血通络法

方药：补阳还五汤（《医林改错》）化裁。黄芪 30g、赤芍 15g、川芎 15g、地龙 10g、桃仁 15g、红花 10g、当归 15g、伸筋草 15g、丹参 30g。

活血通络法

方药：桃红四物汤（《医宗金鉴》）化裁。桃仁 10g、红花 10g、赤芍 10g、葛根 20g、鸡血藤 20g、丹参 30g、地龙 10g、路路通 10g、伸筋草 15g、豨莶草 15g。

（3）滋阴息风法

该法主要用于中风先兆期或中风急性期。病机为素体阴虚，水不涵木，因情志或劳累导致肝阳暴涨，阳亢化风，肝风内动致阴虚阳亢，风阳上扰而中经络。症见突发半身不遂，口角歪斜，肢体抽动或跳动，肢体麻木不仁，耳鸣目眩，少眠多梦，腰膝酸软，舌质红或暗红，脉弦细数。

治法：滋阴息风。

方药：镇肝息风汤（《医学衷中参西录》）或羚角钩藤汤（《通俗伤寒论》）化裁。怀牛膝 20g、白芍 20g、玄参 10g、麦冬 10g、龙骨 15g、牡蛎 15g、代赭石 20g（先煎）、牡丹皮 10g、鳖甲 15g、地龙 10g、蜈蚣 2 条（冲）、全蝎 6g（冲）。

该法在临床使用时，可重用虫类搜风剔络之品，常用全蝎、蜈蚣、地龙、白僵蚕、玳瑁等。一般全蝎用 5 ~ 10g，蜈蚣用 2 ~ 4 条，均研末冲服，药物势峻力宏，收效多捷。适当加用动物类药可大大提高临床疗效。

（4）平肝潜阳法

此法主要用于中风先兆期和急性期。病机主要为平素肝火旺盛，复因情志所伤，肝阳暴亢，风火相煽，气血上涌之肝阳上亢，风火上扰而中经络。症见半身不遂，语言謇涩，口眼歪斜，眩晕，头痛，面红目赤，口苦咽干，心烦易怒，尿赤便干，舌质红或红绛，舌苔薄黄，脉弦有力。

治法：平肝潜阳。

方药：天麻钩藤饮（《杂病诊治新义》）化裁。天麻 10g、钩藤 20g（后下）、菊花 10g、夏枯草 20g、黄芩 10g、川牛膝 15g、珍珠母 15g（先煎）、丹参 30g、栀子 10g、白芍 10g。

（5）化痰通络法

该法主要用于中风急性期的实证。痰浊与瘀血均为实邪，又为病理性产物。痰浊阻络乃中风发病的重要原因之一，痰的产生与中风的发生有至关重要的关系。本法是中风治疗的常用基本法则。根据临床痰浊的性质，本法常分以下几类。

燥湿化痰法

方药：半夏白术天麻汤（《医学心悟》）化裁。法半夏 10g、陈皮 10g、白术 10g、茯苓 12g、天麻 10g、瓜蒌 20g、川芎 10g、地龙 12g。

清热化痰法

方药：加味温胆汤（经验方）化裁。制半夏 10g、陈皮 10g、茯苓 12g、竹茹 12g、枳实 10g、郁金 10g、胆南星 12g、瓜蒌 20g。

通腑化痰法

方药：大承气汤（《伤寒杂病论》）或化痰通腑饮（经验方）化裁。大黄 10g、芒硝 10g、枳实 12g、瓜蒌 20g、胆南星 10g。

（6）滋补肝肾法

该法主要用于中风后遗症期和脑血管痴呆的患者，通过滋补肝肾、填精补髓、补脑益智来改善中风患者的后遗症恢复情况及生活质量。

方药：地黄饮子（《黄帝素问宣明论方》）或左归丸（《景岳全书》）化裁。生地黄 15g、山茱萸 12g、女贞子 10g、石斛 10g、麦冬 10g、五味子 10g、仙茅 12g、淫羊藿 12g、桑寄生 12g、伸筋草 12g、牡丹皮 15g、山药 15g、云苓 12g、肉苁蓉 15g、地龙 10g、水蛭 6g。

7.

中风患者需要吃
安宫牛黄丸吗

安宫牛黄丸为中医急救药物之一。然而，它
并不适合所有的中风，如果不对证使用，可能会
适得其反。

安宫牛黄丸方解：牛黄清热解毒，豁痰开窍，
息风止痉；犀角（水牛角代）咸寒，清营凉血，
安神定惊；麝香芳香，通达经络，开窍醒神。以
上3味共为君药。黄芩、黄连、栀子苦寒泄降，泻
火解毒，以助牛黄、水牛角清泄心包之热；雄黄
解毒豁痰；冰片、郁金通窍醒神，化痰开郁；朱
砂、珍珠、金箔清心镇静安神，息风止痉定惊。
以上9味共为佐使药。全方具有清热解毒、镇惊
开窍的功效，适用于高热惊厥、神昏谵语、中风

昏迷等。如果不问患者症状体征，只要中风就服用安宫牛黄丸，有时不仅无效，反而可能造成生命危险。

从中医角度来说，中风分为中经络和中脏腑。

中经络者，一般无神志改变，病情较轻，以口眼歪斜、语言不利、半身不遂为主要症状。中经络时并不需要服用安宫牛黄丸，贸然服用，则可能损伤患者阳气，加重病情。

中脏腑者，主要表现是突然昏倒、不省人事，根据患者的症状，可分为闭证和脱证。闭证与脱证的主要区别就是闭证表现为牙关紧闭、两手握固等，而脱证表现为口张、手撒、肢体软瘫。

其中闭证又分为阳闭（热闭）和阴闭（寒闭），阳闭表现为面红身热、烦躁不安、气粗口臭、两手握固、舌苔黄腻，此属热证，可以服用安宫牛黄丸。阴闭表现为面白唇暗、静卧不烦、四肢不温、痰多、两手握固、肢体强痉、舌苔白腻，此属痰湿内盛、寒痰阻窍，热证不明显，不可以服用安宫牛黄丸，可以选用苏合香丸。

脱证除了突然昏仆、不省人事外，还可表现为目合口张、呼吸微弱、手撒肢冷、汗多、大小便失禁、肢体软瘫、舌痿等。脱证属于正气虚脱，需要大补元气，此时若服用安宫牛黄丸将加重患者病情。若出现脱证，需要服用回阳救逆的中药，如人参、附子等。

值得提醒的是，当患者出现昏迷时，不要强行灌服安宫牛黄丸，以免导致窒息，应及时送医院抢救，在医生的指导下给药。

临床上有的高血压患者，血压一高就马上服用安宫牛黄丸，说是可以预防中风。但安宫牛黄丸作为急症用药，并不可以长期服用，在出现相应的症状时，适当服用可以治疗疾病，在无适应证时，乱用药物，不仅无效，还有可能加重病情。而且该药处方中含朱砂、雄黄，不宜过量久服，肝肾功能不全者慎用。想要预防中风的发生更重要的是治疗原发病，如对高血压病、高脂血症、冠心病、糖尿病等进行积极治疗，出现中风先兆时积极就医，不可擅自长期服用安宫牛黄丸。

　　无论在中风的急性发作期还是后遗症期，都可以使用中药治疗，但不可听信传言，一味使用单方或成药治疗，而是应该找到中医师，由他们根据患者的临床症状，适当给予不同的方剂进行治疗，这样才能达到最佳的治疗效果。

8.

治疗中风有哪些民间疗法

除了中药内服、针刺、艾灸、推拿等方法以外，针对患者病情，临床上还有很多外治法可以用于中风的辅助治疗。

（1）药物熏洗

药物熏洗可通过蒸汽及中药对皮肤的刺激，起到活血化瘀、疏通经络、祛风除痹的功效。

常用处方：黄芪30g，伸筋草20g，透骨草20g，红花9g，川芎15g，当归15g，威灵仙15g，羌活15g，独活15g，桂枝15g，牛膝15g，苍术10g。

操作方法：以上药物加2 000mL水浸泡1小

时后，大火煮开，小火煮半小时左右，趁热熏蒸患肢，待水温合适，可将患肢浸泡于药液中，每天1次，10次为1个疗程。

注意事项：进行熏蒸治疗时，应防止烫伤，若患者肌肤感觉较差，家属一定要注意多看多摸。治疗过程中，应防止患者出汗过多，以免虚脱。不能配合者及神昏患者不可进行此疗法。

（2）药散熨烫

药散熨烫的原理跟药物熏洗相同，可自制熨烫包。

常用处方：附片30g，川乌30g，桂枝15g，细辛5g，威灵仙15g，苍术10g，川芎10g，羌活10g，独活10g，三七5g，淫羊藿10g，甘草5g。

操作方法：以上药物打成粗粉，加入粗盐或黑豆，放入锅中炒热（或用微波炉加热），趁热放入棉布袋，以毛巾包裹备用。

患者取合适的体位，将熨烫袋放在患处相应穴位处，如上肢肘关节处，来回推熨，开始时力量要轻，速度要快，药包温度下降后力量加重，速度减慢，直到药包温度过低不能使用为止。若需要熨烫的部位较多，可多准备几个药包。每个药包可重复使用几天再换新药。

注意事项：注意药包的温度，不宜超过70℃，谨防烫伤。不能配合者及神昏患者不可进行此疗法。

（3）穴位贴敷

处方：黄芪、羌活、威灵仙各90g，乳香、没药各40g，肉桂10g。

操作方法：以上药物研成细末，装瓶备用。每次取6g，用醋或黄酒调成糊状。每晚睡前，先洗净肚脐，再将药糊敷入脐中，用风湿膏固定。每天 1 次。

注意事项：谨防患者过敏。

（4）穴位注射

取穴：上肢取肩髃、曲池、手三里、外关，下肢取足三里、阳陵泉、血海、悬钟。

用药：当归注射液。

操作方法：每次上肢取 1 个穴位、下肢取 1 个穴位，轮换交替注射。

（5）皮肤针（梅花针）

对于肌肤麻木者，可用梅花针以中等力度叩刺，以皮肤潮红为度，隔天 1 次。

（6）放血疗法

急救时十二井穴放血在前文针刺部分已提到。舌下静脉放血可治疗舌强语涩者，操作时用三棱针点刺金津、玉液。后遗症期可根据病情，在太阳、委中、曲泽处放血。

（7）拔罐

对于寒湿、湿热患者，或久卧腰背酸软者，可适当进行拔罐治疗。

附录

健身气功八段锦的动作要点与功效

八段锦是一套独立而完整的健身功法，古人把这套动作命名为"锦"，意为五颜六色、美而华贵，极言其动作舒展优美，谓其"祛病健身，效果极好；编排精致，动作完美"。现代的八段锦在内容与名称上较古代均有所改变。此功法分为八段，每段一个动作，故名"八段锦"。练习时无须器械，场地要求不高，简单易学，节省时间，作用显著，男女老少均适合练习。

预 备 式

1. 分解动作

（1）两脚并步站立，两臂垂于体侧，目视前方。

（2）重心右移，左脚向左开步，与肩同宽。

（3）两臂内旋向两侧摆起，与髋同高，掌心向后。两臂与身体夹角约为 45° 。

（4）两腿膝关节稍屈，同时两臂外旋，向前合抱于腹前，掌心向内，两掌指尖距约 10 cm，目视前方。

2. 动作要点

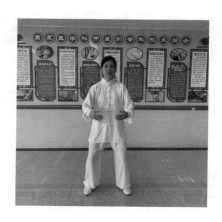

头向上顶，下颌微收，舌顶上腭，嘴唇轻闭，沉肩坠肘，腋下虚掩，胸部宽松，腹部松沉，收髋敛臀，上体中正。

3. 功法作用

宁静心神，调整呼吸，内安五脏，端正身形，从精神和肢体上做好练功前的准备。

第一式：两手托天理三焦

1. 分解动作

（1）两臂内旋微下落，两掌十指分开在腹前交插，掌心向上，目视前方。

（2）两腿挺膝伸直，重心上提，两掌上托于胸前，随后两臂内旋向上托起，掌心向上，抬头目视两掌背。

（3）两掌继续上托，肘关节伸直，同时下颏内收，动作稍停，目视前方。

（4）两腿膝关节微屈，同时两臂分别向身体两侧下落，两掌捧于腹前，掌心向上，目视前方。

全部动作一上一下为一次。共做六次。

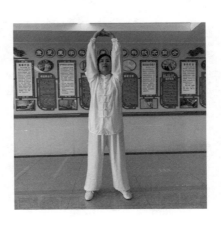

2. 动作要点

两掌上托要舒胸展体，略有停顿，保持伸拉；两掌下落要松腰沉髋，沉臂坠肘，松腕竖指，上体中正。

3. 功法作用

根据中医说法，脐以下为下焦，横膈至脐为中焦，横膈以上为上焦。这一式动作，通过两手十指交插上举，缓慢用力，保持伸拉，可使三焦通畅，气血调和。通过拉长躯干、上肢各关节周围的肌肉群与韧带，可提高关节的灵活性，对防治肩胛骨、颈椎疾患具有良好的作用。

第二式：左右开弓似射雕

1. 分解动作

（1）重心右移，左脚向左开步，比肩稍宽，膝关节缓慢伸直，站成人字步，两掌向上交叉于胸前，左手在外，目视前方。

（2）右掌屈指，向右拉到肩前，大小臂充分叠加，与肩同高，左掌成八字掌，左臂内旋，向左推出，与肩同高，两腿屈膝

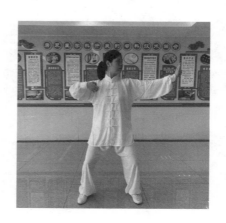

半蹲成马步（重心下移），动作略停，目视左八字掌。

（3）重心右移，两手变自然掌，右手向右画弧，与肩同高，掌心斜向前。

（4）重心继续右移，左脚回收成并步站立，同时，两掌捧于腹前，掌心向上，目视前方。

（5）右式动作与左式相同，只是方向相反。一左一右为一次，共做三次。做完第三次最后一动时，身体重心继续左移，右脚回收成并步站立，膝关节微屈，同时两掌下落，捧于腹前，目视前方。

2. 动作要点

侧拉之手五指要并拢屈指，肩臂放平；八字掌侧撑时要沉肩坠肘，松腕舒指，掌心含空。

3. 功法作用

展肩扩胸，可刺激督脉背部腧穴，同时调节手太阴肺经等经脉之穴。该式能有效发展下肢的肌肉，提高平衡和协调能力，同时增加前臂和手部肌肉的力量，提高腕关节及指关节的灵活性，有利于矫正驼背、肩内收等不良姿势，很好地预防肩颈疾病。

第三式：调理脾胃需单举

1. 分解动作

（1）两膝伸直，重心上提，两掌上提至肚脐时左掌随臂内旋上托，经面前上穿，上举至头的左上方，掌心向上、指尖向右。右掌同时随臂内旋下按至右髋旁，指尖向前，掌心向下，动作略停。

（2）两膝微屈，重心下降，同时左臂屈肘外旋，左掌经面前下落于腹前，同时右掌外旋，向上捧于腹前，目视前方。

（3）右式动作与左式动作相同，但方向相反，该式一左一右为一次，共做三次。做到第三次最后一动时，两膝微屈，右掌下压至右旁，指尖向前，目视前方。

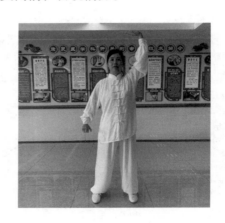

2. 动作要点

舒胸展体，拔长腰脊，两肩松沉，上撑下按，力在掌根。

3. 功法作用

通过左右上肢一松一紧的上下对拉，可以牵拉腹腔，对中焦脾胃起到推拿的作用，可调理脏腑经络。该式动作还可使脊柱内各椎骨间的小关节及小肌肉得到锻炼，从而增强脊柱的灵活性与稳定性，有利于预防和治疗肩颈疾病。

第四式：五劳七伤往后瞧

1. 分解动作

（1）两腿挺膝站直，重心升起，同时两臂伸直，指尖向下，目视前方。

（2）两臂外旋，掌心向外，头向左后方转，动作稍停，目视左斜后方。

（3）两膝微屈，重心下降，同时两臂内旋按于髋旁，指尖向前，目视前方。

（4）右式动作与左式相同，方向相反。该式一左一右为一次，共做三次，做到第三次最后一动时，两膝微屈，同时两掌捧于腹前，目视前方。

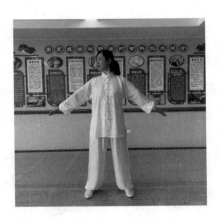

2. 动作要点

头向上顶，肩向下沉，转头不转体，悬臂，两肩后张。

3. 功法作用

五劳是指心、肝、脾、肺、肾的损伤，七伤是指喜、怒、悲、忧、恐、惊、思七情伤害。这个动作通过上肢伸直、外旋扭转的劲力牵张作用，可以扩张牵拉胸腔、腹腔的脏腑。往后瞧的转头动作可以刺激颈部大椎穴，以及背部五脏六腑的腧穴，达到防治五劳七伤的目的。这一动作，还能加强颈部及肩关节周围肌群的收缩力，增加颈部运动幅度，活动眼肌，改善眼肌疲劳及肩颈背部疾患，改善颈部及脑部血液循环，有助于解除中枢神经系统的疲劳。

第五式：摇头摆尾去心火

1. 分解动作

（1）重心左移，右脚向右开步站立，同时两掌上托至头上方，肘关节微屈，指尖相对，目视前方。

（2）两腿屈膝半蹲成马步，同时，两臂向两侧下落，两掌扶于膝关节上方。

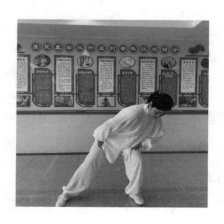

（3）重心向上稍升起，随之重心右移，上体向右侧移，俯身，目视右脚面。

（4）重心左移，同时上体由右向前、向左旋转，目视右脚根。

（5）重心右移成马步，头向后摇，上体立起，下颌微收，目视前方。

（6）右式动作与左式动作相同，方向相反。该式一左一右为一次，共做三次。做完三次后，重心左移，右脚回收成并步站立，同时，两臂经两侧上举，两掌心相对，两膝微屈，同时两掌下按至腹前，指尖相对，目视前方。

2. 动作要点

马步下蹲要收髋敛臀，上体中正。摇转时，脖颈与尾闾对拉伸长，速度宜柔和缓慢、圆活连贯。

3. 功法作用

可以治疗属阳热内盛的疾病。该式动作两脚下蹲，摇动尾闾，可刺激督脉，摇头可刺激大椎穴，从而达到舒经泻热的目的，有助于去除心火。在摇头摆尾过程中，脊柱的腰段、颈段大弧度侧屈、反转及回旋，可使整个脊柱的头、颈段，以及腰、腹、臀部肌群参与收缩，既增加了颈、腰诸关节的灵活性，也锻炼了上述部位的肌力。

第六式：两手攀足固肾腰

1. 分解动作

（1）两腿挺膝，重心升起，伸直站立，两掌指尖向前，两臂向前、向上举起，肘关节伸直，掌心向前，目视前方。

（2）两臂屈肘，两掌下按于胸前，掌心向下，指尖相对。

（3）两臂外旋，两掌心向上，两掌掌指顺腋下向后插。

（4）两掌心向内，沿脊柱两侧向下摩运至臀部。随之上体前俯，两掌沿腿后向下摩运，经腿两侧置于脚面，抬头，目视前下方，动作略停。

（5）两掌沿地面前伸，随之用手臂带动上体立起，两臂肘关节伸直上举，掌心向前。

该式一上一下为一次，共做六次。做完六次后，两膝微屈，同时两掌向前下按至腹前，掌心向下，指尖向前，目视前方。

2. 动作要点

两掌向下摩运要适当用力，至足背时，松腰沉肩，两膝挺直，

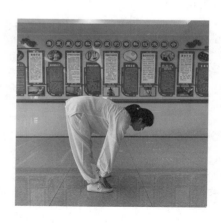

向上起身时，手臂要主动上举，带动上体立起。

3. 功法作用

该式通过身体大幅度的前屈后伸，刺激脊柱、督脉、腰腿等处穴位，有助于防治生殖泌尿系统的慢性病，达到固肾壮腰的目的。同时，身体大幅度的前屈后伸还可以有效发展躯干肌群的力量和伸展性，对腰部的肾、肾上腺、输尿管等器官也有良好的牵拉按摩作用，可以改善其功能。

第七式：攒拳怒目争气力

1. 分解动作

（1）重心右移，左脚向左开步，两腿半蹲成马步，同时两掌握拳于腰侧，大拇指在内，拳眼向上，目视前方。

（2）左拳向前冲出，与肩同高，拳眼向上，目视左拳。

（3）左臂内旋，左拳变掌，虎口向下，目视左掌。

（4）左臂外旋，肘关节微屈，同时左掌向左缠绕，变掌心向

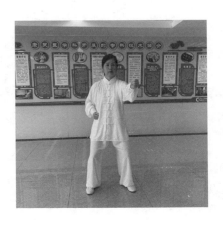

上后，大拇指尖压在左掌食指指根上，其余四指握住大拇指，目视左拳，动作略停。

（5）左拳屈肘回收至腰侧，拳眼向上，目视前方。

（6）右式动作与左式动作相同，该式一左一右为一次，共做三次，做完三次后，重心右移，左脚回收成并步站立，同时两拳变掌垂于体侧，目视前方。

2. 动作要点

冲拳时怒目圆睁，脚趾抓地，拧腰瞬间，力达地面。马步的高低，可根据自己腿部的力量灵活掌握，回收时要旋腕，五指用力抓握。

3. 功法作用

该式动作的怒目瞪眼，可刺激肝经，使肝血充盈，有助于肝气疏泄。两腿下蹲，脚趾抓地，双手转拳、旋腕，手指、足趾强力抓握等动作，可刺激手足三阴三阳经脉和督脉，同时，可使全身肌肉、经脉受到劲力牵张刺激。长期锻炼可使肌肉结实有力，气力增加。

第八式：背后七颠百病消

1. 分解动作

（1）两脚跟提起，重心升起，头上顶，动作稍停，目视前方。

（2）两脚跟下落，轻震地面。

该式一起一落为一次，共做七次。

2. 动作要点

身体上提时要脚趾抓地，脚跟尽力抬起，两脚并拢，百会穴上顶，略有停顿，掌握好平衡，脚跟下落时要轻轻下震。同时，松肩舒臂，周身放松。

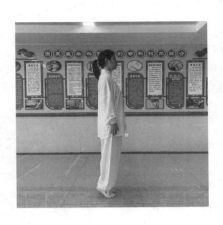

3. 功法作用

两脚十趾抓地，可刺激足部经脉，调节相应脏腑功能，同时颤足可刺激督脉，使全身脏腑经络气血通畅、阴阳平衡，还可发展小腿后肌群肌力，拉长身体肌肉韧带，提高人体的平衡能力，落地震动可轻度刺激下肢各关节内外结构，使全身肌肉得到很好的放松、复位，有助于解除肌肉紧张。

收 势

1. 分解动作

（1）两臂内旋向两侧摆起，与髋同高，掌心向后，目视前方。

（2）两臂屈肘，两掌相叠于腹部，男性左手在里，女性右手在里。

（3）两臂回于体侧。

2. 动作要点

两掌内外劳宫相叠捂在丹田上，之后可以转丹田之气。男性先逆时针旋转三次，再顺时针旋转三次；女性先顺时针旋转三次，再逆时针旋转三次。周身放松，气沉丹田。收功时要注意体态安详，举止稳重，做一下整理活动，如搓手摩面、浴面、干洗头等放松动作。

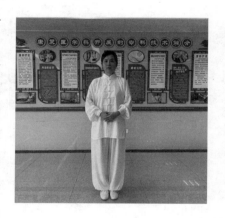

3. 功法作用

使气息归元，整理肢体，放松肌肉，娱乐心情，进一步巩固练功的效果，逐渐恢复到练功前的安静状态。